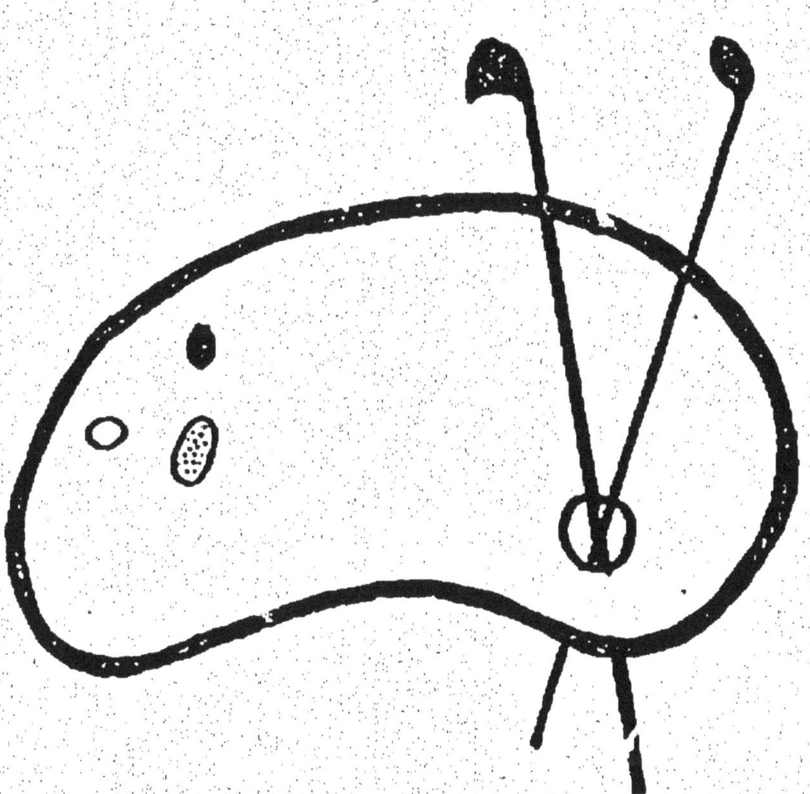

DEBUT D'UNE SERIE DE DOCUMENTS
EN COULEUR

CONTRIBUTION

A

L'HISTOIRE DES NÉVRITES

— NÉVRITE DISSÉMINÉE —

PAR

LE DOCTEUR J. GROS

ANCIEN INTERNE DES HOPITAUX DE LYON

PARIS

LIBRAIRIE J.-B. BAILLIÈRE ET FILS

19, RUE HAUTEFEUILLE, PRÈS DU BOULEVARD SAINT-GERMAIN

1879

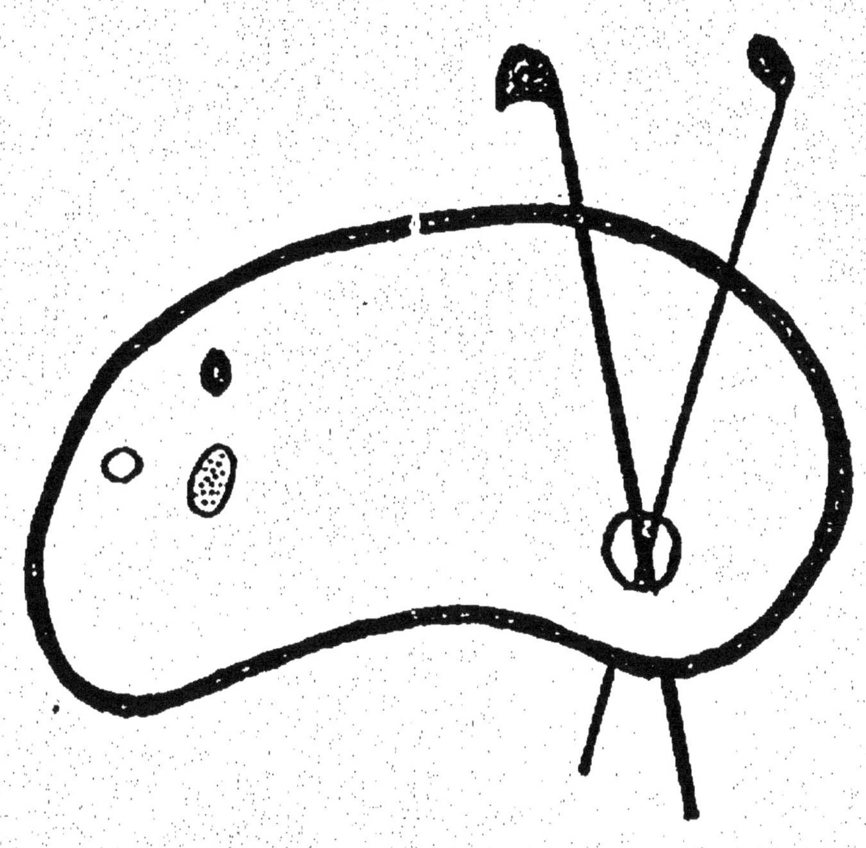

FIN D'UNE SERIE DE DOCUMENTS
EN COULEUR

CONTRIBUTION

A

L'HISTOIRE DES NÉVRITES

LYON. — IMPRIMERIE PITRAT AINÉ, RUE GENTIL, 4.

CONTRIBUTION

A

L'HISTOIRE DES NÉVRITES

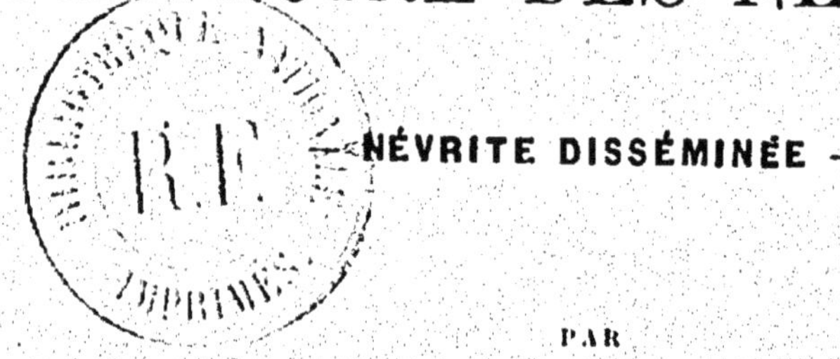

— NÉVRITE DISSÉMINÉE —

PAR

LE DOCTEUR J. GROS

ANCIEN INTERNE DES HOPITAUX DE LYON

PARIS

LIBRAIRIE J.-B. BAILLIÈRE ET FILS

19, RUE HAUTEFEUILLE, PRÈS DU BOULEVARD SAINT-GERMAIN

1879

AVANT-PROPOS

Les nombreux et excellents travaux publiés pendant ces dix dernières années ont fait faire à la science des maladies nerveuses d'incontestables progrès. On sait, aujourd'hui, qu'un grand nombre d'affections dont la pathogénie était jusqu'alors restée obscure sont liées à des altérations appréciables des organes centraux.

Toutefois, l'enthousiasme bien naturel qu'excitaient ces découvertes a conduit nombre d'auteurs à s'en exagérer la portée, de sorte qu'il semblerait aujourd'hui que toute affection nerveuse doive se trouver nécessairement sous la dépendance d'une lésion centrale : qu'une paralysie motrice accompagnée ou non de troubles sensitifs ou trophiques apparaisse en un point de l'organisme, avant tout, pour l'expliquer on suppose une lésion centrale. Si les symptômes viennent à se généraliser, si la mort arrive, voici que, bon gré, mal gré, l'anatomie pathologique est mise en demeure de découvrir cette lésion centrale. Aussi dans des cas semblables, combien n'a-t-on pas vu décrire de ces lésions minuscules que l'observateur impartial se trouve impuissant à retrouver! Telle est l'influence des systématisations outrées.

A côté de ces partisans exclusifs de la centralisation se placent d'autres auteurs qui, s'apercevant que tous les faits ne peuvent rentrer dans ce cadre étroit que leur ont tracé les premiers, n'attribuent pas seulement à des lésions périphériques le tétanos, certaines névralgies, etc., mais soutiennent que dans quelques cas la cause de l'atrophie musculaire généralisée, de paralysies locales ou même généralisées, de l'épilepsie, de l'hydrophobie même, doit être recherchée dans des troubles physiologiques ou anatomiques des nerfs de la périphérie.

Aujourd'hui les recherches de la médecine expérimentale, les brillantes découvertes que l'on doit aux médecins électriciens attirent vivement l'attention du côté des nerfs, et l'on ne peut nier qu'il se fasse actuellement dans la science un effort dans cette voie.

C'est à cet effort que nous voulons nous associer dans la mesure de nos forces. Nous pensons, en effet, que pour le moment, en face de ces difficiles questions, et avant de tirer des conclusions, il faudra réunir des faits nombreux, indiscutables.

C'est à quoi nous avons borné notre ambition.

Dans ce travail, en présentant un certain nombre d'observations, nous nous sommes efforcé de montrer, avec le contrôle de l'anatomie pathologique, que le système nerveux périphérique, frappé dans une grande partie de son étendue, peut quelquefois, en dehors de toute lésion centrale, rendre compte de certaines paralysies locales ou plus ou moins généralisées, suivies ou non d'atrophie musculaire, accompagnées ou non de troubles sensitifs.

Dans ces affections, on est en présence de névrites disséminées à marche plus ou moins aiguë.

Si la symptomatologie des névrites disséminées se rapproche en général de celle des myélites et des méningo-myélites, elle en diffère par de nombreux phénomènes, et l'on verra que, dans la plupart des cas, leur pronostic est infiniment plus bénin.

Ce n'est pas à dire que l'agent morbide qui frappe le nerf localise toujours son action sur celui-ci : en vertu de cette solidarité qui relie toutes les parties du système nerveux, la lésion s'étend souvent jusqu'à l'axe médullaire, et la myélite, la méningo-myélite, peuvent être le terme ultime de ces lésions.

On ne nous objectera pas que la lésion centrale est primitive, car nous serons en mesure de démontrer, au contraire, que toujours dans nos observations la lésion centrale est consécutive et que c'est à la périphérie seule qu'il faut chercher la source du mal.

D'ailleurs, en ce qui concerne les méninges spinales, on ne peut nier la parenté qui les lie aux enveloppes des nerfs. Aussi ne devra-t-on point, comme on le fait toujours, arguer de lésions méningées peu intenses pour repousser l'hypothèse de lésions des nerfs, mais au contraire considérer que celles-ci deviennent possibles par le fait même de l'existence de celles-là.

En outre, au point de vue du traitement, cette connaissance ne sera pas stérile : une thérapeutique vigoureuse et qui ne diffère guère de celle que réclamerait une méningite spinale dirigée sur le nerf lésé, aura pour résultat, en enrayant le processus morbide, d'éviter au clinicien de bien fâcheux mécomptes et au malade de très graves complications.

La voie de ces recherches était tracée depuis douze ans. En effet, M. Duménil, de Rouen, publiait en 1866 dans la *Gazette hebdomadaire* une série de cas qui venait démontrer l'existence de la névrite disséminée. Depuis, divers auteurs, MM. Jaccoud, Lancereaux, Pierret, Joffroy entre autres, observaient les mêmes faits et les décrivaient sous des noms différents, sans les rattacher à la même origine.

Restait à catégoriser ces faits, à les rapprocher, à montrer ce qu'il y avait de commun entre eux, en un mot, à leur trouver une place dans le cadre nosologique.

Ce travail, quoique restreint, nous n'eussions pas osé l'entreprendre si notre maître, M. Pierret, ne nous y avait vivement incité.

Un cas très remarquable de névrite mixte extrêmement

démonstratif et suffisant à prouver par lui seul ce que nous avançons, qu'il voulut bien nous communiquer, nous a rendu la tâche facile.

Nous nous estimerons heureux si cette étude a pour résultat de dégager une forme clinique jusqu'à présent mal définie et de faire entrer l'histoire des névrites dans le domaine de la pratique.

Avant de terminer cette introduction, nous ne saurions manquer de placer en tête de notre travail le nom d'un de nos maîtres vénérés, M. le professeur Teissier.

CONTRIBUTION

A

L'HISTOIRE DES NÉVRITES

CHAPITRE PREMIER

DES ATROPHIES MUSCULAIRES PARTIELLES DE CAUSE NERVEUSE

Notre but dans le cours de ce chapitre étant d'étudier les atrophies musculaires bien nettement attribuables à une lésion des nerfs périphériques, nous éliminerons d'emblée de notre sujet les atrophies musculaires, rares du reste, tenant à une lésion pure et simple du tissu musculaire lui-même [1].

Dans le groupe des paralysies *a frigore* ou rhumatismales portant sur les nerfs ou sur les muscles, il n'est pas rare de voir mentionnée l'atrophie musculaire de la face, de l'avant-bras, du deltoïde, du sterno-mastoïdien, etc.

[1] M. Pierret nous communique un cas de myosite scléreuse atrophique généralisée, observé par lui et Duchenne de Boulogne, dans le service de M. Reynaud, en 1873, et dans lequel la moelle et les nerfs étaient parfaitement sains.

« Or, ce ne peut être, dit Besnier, que par l'intermédiaire des nerfs musculaires que le muscle lui-même éprouve des altérations diverses physiques et fonctionnelles qui appartiennent au rhumatisme musculaire, soit qu'ils aient été directement irrités par le froid, un traumatisme interne ou externe, un abus fonctionnel, soit qu'ils transmettent seulement à la périphérie les expansions morbides émanées des centres par action directe ou réflexe, soit enfin, chose plus douteuse à cause de la localisation si fréquente du mal, qu'ils soient mis dans une condition morbide par suite de quelque altération sanguine. »

Que l'action nocive se porte sur le nerf, nous voulons bien l'admettre; mais reste à savoir si c'est sur le tronc nerveux ou sur ses organes terminaux qu'elle agit.

Dans quelques cas, l'altération de la sensibilité (engourdissement, douleurs) fait penser que le tronc nerveux lui-même est intéressé.

Dans d'autres cas, l'intégrité absolue de la sensibilité est bien faite pour éloigner l'idée d'une lésion du tronc; car comment accepter que l'action du froid frappe les éléments moteurs du nerf en respectant l'élément sensitif? On a bien constaté, il est vrai, une légère anesthésie au début, mais elle se dissipe rapidement. On a invoqué, pour expliquer la conservation de la sensibilité, les fibres récurrentes de MM. Arloing et Tripier; mais si cette explication semble suffire le plus souvent, elle ne saurait s'appliquer à tous les cas; Erb a vu, en effet, dans une paralysie périphérique, l'anesthésie complète dans la sphère du médian coïncidant avec la conservation de la sensibilité dans le domaine du cubital et du radial. Toujours est-il que la plupart des auteurs sont réduits à cette pure hypothèse que Dieulafoy, qui partage en cela les idées d'Onimus, a formulée ainsi : « Ce qu'on peut admettre c'est que la résistance de la fibre sensitive est supérieure à la résistance de la fibre motrice, autrement dit, que les fonctions de sensibilité sont plus difficilement abolies que les fonctions de motilité. » — D'un autre côté, M. Vulpian a vu dans un cas de paralysie radiale (*a frigore*), l'intégrité parfaite de la contraction des muscles, tandis que le nerf électrisé ne produisait aucune contraction des muscles, et cependant le nerf avait conservé sa fonction, puisqu'il était sensible ; il conclut que le froid agit comme le curare sur les plaques terminales des nerfs moteurs (Thèse de Vicente, Paris, 1876).

Il ressort de tous ces faits qu'il est nécessaire d'établir une distinction dans les cas de paralysie dites *a frigore ;* il en est où le système nerveux est le siège de phénomènes obscurs, c'est dans ces cas que les plaques terminales seraient intéressées (Vulpian). L'atrophie musculaire ne s'y montrerait pas ; il en est d'autres où l'atrophie est fréquente, celles-ci pour quelques auteurs rentrent dans la classe des paralysies par compression nerveuse (paralysie faciale, paralysie radiale) ; pour d'autres, elles seraient le produit direct de l'action du froid sur le nerf et ses enveloppes. L'atrophie musculaire, dans ce cas, serait le résultat de l'altération du tronc nerveux.

L'atrophie et la paralysie produites par l'intoxication saturnine peuvent-elles être attribuées à des lésions des nerfs ?

Doit-on, avec Hitzig et Manouvrier, accuser la stagnation dans les muscles atrophiés de particules plombiques charriées par un sang intoxiqué ? avec Vulpian et Remak admettre une lésion des cornes antérieures de la moelle? avec Gombault, rechercher la névrite? Cette dernière opinion nous semble probable, puisqu'il a trouvé des altérations des filets nerveux peu différentes de celles qu'on observe dans le bout périphérique des nerfs sectionnés. Mais là encore la question est loin d'être tranchée et nous devons passer outre.

Le champ qui nous reste à parcourir se rétrécit de plus en plus, et nous allons maintenant nous trouver en face d'atrophies dont on ne saurait nier l'origine nerveuse, puisqu'il s'agit de celles qui sont consécutives à des lésions traumatiques des nerfs ou bien à des névrites spontanées.

L'histoire des premières a été faite par Weir Mitchell, Morehouse et Keen ; elles démontrent qu'un traumatisme quelconque portant sur un nerf mixte, depuis le plus léger, pincement, déchirure, compression, froissement à la suite de réduction, de luxation, jusqu'au plus violent, section, dilacération, écrasement par une tête osseuse dans la facture de l'extrémité supérieure de l'humérus, occasionne le plus souvent dans ce nerf un état inflammatoire qui aura pour résultat de produire de l'anesthésie, de la paralysie, des troubles trophiques divers, et le plus grave de tous, l'atrophie musculaire précoce. Bientôt le processus inflammatoire cesse, le nerf s'atrophie, les muscles se rétractent et déforment les membres, à moins qu'il ne se fasse une régénération.

Cette étude a toute la valeur d'une expérience physiologique, et nous trouvons là de grands enseignements. La raison anatomique nous y apparaît avec une parfaite netteté, le processus peut être suivi pas à pas, enfin la physiologie pathologique n'embarrasse personne. Tout le monde s'accorde à attribuer la dégénérescence musculaire et nerveuse à la séparation de l'élément de son centre trophique ou modérateur.

Mais il n'entre pas dans notre plan de nous occuper des atrophies consécutives aux lésions chirurgicales des nerfs, et nous ne devons envisager que celles qu'on peut mettre sur le compte des altérations nerveuses primitives et spontanées. Bien autrement ardue est donc l'étude que nous allons entreprendre.

C'est dans les chapitres si restreints des névrites idiopathiques et si obscurs des névralgies, que nous irons chercher nos exemples.

Avant de nous engager dans cette recherche, nous devons préalablement examiner s'il est permis de donner au mot névralgie une acception définie, et d'établir les limites précises de son domaine. Ce problème ressortit complétement à notre sujet, car il n'est pas rare de trouver des observations de névralgies où l'atrophie est notée comme complication.

Rigoureusement la névralgie se définit : un syndrome constitué surtout par des douleurs paroxystiques, intermittentes et rémittentes, et siégeant sur le trajet des nerfs.

Elle correspond à une altération du système nerveux sensitif; seulement nous prendrons, avec la plupart des auteurs modernes, altération dans son sens le plus large, et nous admettons des altérations de deux ordres, anatomiques et dynamiques, autrement dit, une névralgie-névrose et une névralgie-névrite.

A moins que la névrite ne s'accompagne de fièvre et de symptômes locaux, il est fort difficile, au point de vue clinique, de la distinguer de la névralgie tenant à un simple trouble fonctionnel du nerf. « La cause originelle, dit Cartaz[1], est souvent identique, l'organe affecté est commun, les différences symptomatiques sont souvent peu sensibles, et le traitement réussit dans l'un et l'autre cas. La douleur continue et sans paroxysmes, n'est pas toujours un signe spécial à la névrite, très souvent il y a des paroxysmes douloureux tels qu'on les décrit dans les névralgies ; d'un autre côté, cette douleur continue se voit dans certaines névralgies intracrâniennes ; la douleur n'est donc pas pathognomonique. On a dit que dans la névrite le simple contact est impatiemment supporté; mais il n'y a là rien de bien caractéristique, car dans les névralgies trifaciales, il est fréquent de voir le contact d'une barbe de plume provoquer des douleurs atroces. »

A ne s'en tenir qu'aux caractères cliniques, on serait tenté avec Cartaz de n'établir entre les deux affections qu'une simple différence de localisation, et d'admettre que dans la névralgie essentielle l'agent morbide exercerait son action sur les extrémités terminales des nerfs (leur altération échapperait ainsi à nos moyens d'investigation), et dans le cas de névrite le tronc et les branches seraient plutôt influencés.

L'idée d'attribuer à des névrites toutes les douleurs névralgiques avait déjà été émise par Chastanier, van de Keese, Cotugno. Plus récemment elle a été reprise par des auteurs qu'on trouve non parmi ceux qui soutiennen l'origine centrale de la névralgie, mais parmi ceux qui défendent l'origine périphérique.

[1] *Des Névralgies envisagées au point de vue de la sensibilité recurrente.* Paris, 1875.

Rigal, dans sa thèse sur l'étiologie des névralgies, implique un sous-entendu sur une lésion possible du nerf. « Il est permis de supposer, dit il, qu'il y a une lésion visible ou invisible portant directement sur la conformation de l'élément nerveux, ou consistant en un trouble des échanges moléculaires qui se font entre cet élément et le liquide nourricier. » Besnier, dans l'article RHUMATISME du *Dictionnaire des Sciences médicales*, fait bien comprendre que même en l'absence de tout enseignement tiré de l'expérimentation, on ne peut nier l'existence de lésions rhumatismales des nerfs, phénomènes congestifs, inflammatoires même. Erb attribue les points douloureux névralgiques à des points de névrite sur la masse des nerfs.

L'anatomie pathologique, de son côté, fournit quelques éléments à l'appui de l'opinion unicisté.

Charcot et Cotard, dans un cas de zona cervical, ont trouvé des lésions des nerfs du plexus et des ganglions correspondants. Les examens microscopiques de Remak, Benedick, L.Tripier, Shuh [1], montrent que dans le cas de névralgies non traumatiques, les lésions des nerfs correspondaient à des degrés différents de la névrite. Ce dernier auteur a constaté des névrites dans des névralgies du trijumeau, des nerfs du pouce, etc. Dans la sciatique, les lésions macroscopiques, facilement percevables, avaient déjà été vues par Cotugno (1764). Dans la thèse de Lagrelette sur *la Sciatique*, on peut lire une description de Chaussier qui montre que le nerf fémoro-cutané était plus volumineux que de coutume, que ses vaisseaux

[1] *Archives de Médecine*, avril 1878.

avaient acquis un développement considérable et étaient le siége de dilatation variqueuse. Martinet et Gendrin publièrent des observations de névrites chez des sujets morts dans le cours d'une sciatique. Fernet a cité l'observation d'un phtisique porteur d'une sciatique qui présentait une augmentation bien manifeste du segment supérieur du nerf. A l'autopsie on trouva dans le tiers supérieur du nerf une injection très vive du névrilème qui ne remontait pas jusqu'aux racines de la moelle. Sa forme n'était pas déprimée en ruban, mais arrondie. Si l'on comprimait ses faisceaux entre les doigts, ils se laissaient dissocier. Les fibres nerveuses, au lieu d'être nacrées, présentaient une teinte hortensia.

Ainsi dans nombre de cas de névralgie on se trouve en face d'une véritable névrite, et s'il nous semble qu'il est sage d'admettre avec Anstie qu'un nerf qui, à un moment donné, est très douloureusement affecté et qui, l'instant d'après, ne donne plus naissance à aucune douleur, ne puisse être atteint dès le début d'une de ces lésions graves inflammatoires ou atrophiques que l'on constate dans certaines autopsies; nous n'en sommes pas moins en droit de protester contre la part trop mesquine qu'on fait à la névrite.

L'étude des troubles trophiques profonds à la suite de névralgies vient donner un nouvel appui à notre manière de voir.

En effet, les lésions trophiques sont pour nous l'indice irrécusable d'une altération du nerf, et nous pouvons étayer cette opinion, soutenue par beaucoup d'auteurs du reste, tant sur la clinique que sur l'anatomie pathologique.

Les observations de névralgie avec atrophie musculaire

dans tout le domaine du nerf affecté abondent dans la science, et Erb a décrit toute la série des troubles trophiques qu'on y rencontre, depuis les plus légers jusqu'aux plus graves.

Dans ces dernières années, MM. Lasègue, Fernet, Landouzy, ont démontré l'existence de dystrophie du membre dans la sciatique ; ils ont prouvé en outre que dans ces cas on avait à en chercher la cause dans une inflammation du nerf. Ces recherches, qui ont jeté un si grand jour sur la question des névralgies, ont été pour le sujet qui nous occupe d'un prix inestimable, puisqu'elles nous ont permis, tout en reliant les atrophies frappant un ou plusieurs muscles avec celles qui portent sur un segment du membre, de concevoir le rapport qui unit ces dernières avec des atrophies (telles que nous les décrivons au chapitre III) portant sur tous les membres à la fois. Nous avons dû faire au mémoire de Landouzy de larges emprunts.

A Cotugno (1764) revient l'honneur d'avoir le premier constaté l'atrophie qui porte sur le membre atteint de sciatique : « C'est de l'état de souffrance du nerf sciatique que résulte la semi-paralysie et l'atrophie du membre », et d'en avoir, le premier aussi, trouvé la cause vraie, sans peut-être lui avoir attribué l'importance qu'elle mérite. Après Cotugno, bien des auteurs se sont occupés de l'atrophie dans la sciatique sans penser à la possibilité d'une lésion du nerf, et donnant de cette atrophie une explication erronée. Passons brièvement en revue toutes ces opinions ; ce ne sera pas sans utilité, car elles ont été émises par des maîtres, et quelques-uns font encore foi dans la science.

Ollivier d'Angers attribue l'atrophie à la continuité de la névralgie, et il fait remarquer que la demi-paralysie observée par Cotugno est une conséquence de la faiblesse et de l'amaigrissement des muscles par suite de la douleur.

Valleix fait remarquer la rareté de la paralysie, et attribue à la violence de la névralgie l'atrophie qui la complique.

Axenfeld accuse le repos forcé; Monneret signale l'abaissement de la température; Auguste Ollivier (1869) soutient cette idée que ce ne serait que dans les névralgies anciennes que l'on trouverait les muscles atrophiés; c'est aussi l'opinion de Lagrelette (1869) et de Bonnefin. Jaccoud dit en propres termes : « Quand la névralgie est ancienne, le membre maigrit par suite de l'immobilité prolongée », et Spring partage sa manière de voir.

Enfin on a constaté dans les sciatiques des troubles trophiques variés, œdème localisé, zona (Dumontpallier), exagération des sueurs, éruptions herpétiques, etc. M. Landouzy conclut de cette étude de la sciatique que la cause de la dystrophie doit être recherchée dans la suppression de l'influence trophique exercée normalement par la moelle sur les nerfs et sur les muscles ; que cette suppression est la conséquence fatale d'altérations des nerfs, quelles qu'elles soient, et enfin, qu'un parallèle établi entre les sciatiques atrophiques et les névrites classiques montre l'identité des deux affections.

Le problème de la cause des troubles trophiques se pose devant nous, et, sans vouloir nous étendre sur la physiologie pathologique de l'atrophie musculaire, nous sommes dans la nécessité de réfuter les opinions qu'on a émises à ce propos.

On ne peut expliquer l'atrophie musculaire ni par l'immobilité du membre, puisqu'il est des sciatiques où le membre a été mobilisé par suite de l'extrême douleur et où l'on n'en a pas moins constaté l'atrophie, ni par la violence de la douleur : on voit des sciatiques très douloureuses non accompagnées d'atrophie, et le zona, trouble trophique moins profond, ne s'observe pas deux fois sur cent névralgies atroces; ni par la durée de la névralgie : Fernet a constaté la diminution de volume des muscles quatorze jours, et Lereboullet trois semaines après le début de la sciatique ; ni par la propagation de l'inflammation jusqu'au cornes antérieures : nous montrerons en effet des observations de névrites où l'on a trouvé ce contraste frappant : atrophie des muscles et intégrité parfaite de la moelle ; ni enfin par suite d'un phénomène réflexe, d'une anémie ou d'une congestion de l'axe gris de la moelle produites par contre-coup à la suite des douleurs névralgiques. On sait que c'est par l'anémie des centres que le professeur Brown-Séquard voudrait expliquer les paralysies réflexes; mais les phénomènes réflexes vasculaires, bien observés du reste par les physiologistes, sont de courte durée et par conséquent incapables de produire une paralysie plus ou moins durable. Ces troubles vasculaires nous rendraient-ils mieux compte de l'atrophie musculaire ? Évidemment non. Du reste, l'anatomie pathologique a porté un rude coup aux paralysies réflexes, en montrant à l'autopsie de véritables myélites produites par la propagation de l'inflammation par continuité de tissu (Vulpian), et éloignant ainsi toute idée de trouble purement fonctionnel.

En dernière analyse, il n'y a que la suspension de

l'activité du nerf qui puisse nous rendre compte de ces phénomènes. Mais la suspension d'activité du nerf implique-t-elle forcément l'idée d'altération matérielle? M. Vulpian, dans ses leçons sur les vaso-moteurs (1875), va jusqu'à dire : « Il ne semble pas que l'affection des nerfs à laquelle on peut attribuer certaines éruptions de zona puisse être une névrite interstitielle; mais il se pourrait que ce fût une irritation des tubes nerveux sans altération bien manifeste, au moins au début, de la structure soit des tubes nerveux eux-mêmes, soit du tissu interstitiel. » M. Vulpian, il est vrai, ne dit pas que cette irritation capable de produire le zona soit suffisante pour faire naitre l'atrophie musculaire. Aussi, malgré la prudente réserve qui enveloppe cette opinion, nous conclurons avec Landouzy que cette abolition ou cette suspension d'activité physiologique doit correspondre à un état plus ou moins complet d'imperméabilité du nerf ou de ses terminaisons.

Ceci étant admis, sommes-nous arrivés au bout de la question?

Ces troubles trophiques sont-ils le fait de l'inflammation du nerf sensitif, du nerf moteur ou d'un nerf dont l'existence physiologique est seule démontrée, le nerf trophique? Est-ce la suppression d'un centre trophique spécial qui amène la perturbation, ou bien la cessation d'une action simplement modératrice qui, étant amoindrie ou supprimée, lâcherait la bride aux éléments anatomiques et leur permettrait de reprendre chacun leur vie individuelle et désordonnée? nul ne peut répondre.

Cependant nous verrons en traitant l'anatomie pathologique que la médecine expérimentale, par la voix de

Cl. Bernard, nous apporte de sérieux arguments en faveur de cette dernière opinion. Du reste, au point de vue clinique, ces réponses nous importent peu pour le but que nous poursuivons.

CHAPITRE II

DE LA NÉVRITE

L'histoire de la névrite est née d'hier et, malgré de nombreux travaux, elle est encore bien obscure.

Cependant on peut constater combien depuis ces dix dernières années le champ de la névrite s'est élargi, grâce aux progrès accomplis par la physiologie et l'anatomie pathologique.

Au point de vue étiologique, on peut la diviser en névrite secondaire ou symptomatique et névrite primitive.

La névrite secondaire se rattache aux traumatismes, à l'extension d'une inflammation voisine, aux maladies infectieuses aiguës, à l'empoisonnement par le plomb et l'oxyde de carbone, aux maladies constitutionnelles, aux altérations nerveuses centrales (névrite descendante), à des lésions d'organes très graves (névrite ascendante).

Cette névrite secondaire ne nous occupera pas, car elle ne ressortit pas à notre sujet. Nous n'envisagerons donc que la névrite primitive ou spontanée.

Étiologie : « La névrite spontanée, écrit Jaccoud (*Traité de pathologie interne*, I) est dite rare et même exceptionnelle : cela est vrai, si l'on ne tient compte que des faits complétés par l'examen anatomique, mais si on se laisse guider par l'analogie des symptômes, on doit, ce semble, arriver à une autre conclusion. Je suis convaincu que bon nombre de paralysies et de névralgies circonscrites qui passent pour essentielles ou rhumatismales sont l'effet d'une inflammation dans les nerfs correspondants. »

Sans affirmer l'identité de ces sortes d'affections avec la névrite, il est sûr que leur cause déterminante est commune.

C'est, en effet, le froid qui doit être le plus souvent accusé ; le froid humide surtout ou simplement le séjour pendant la nuit dans des lieux bas et humides où l'air se renouvelle mal, le refroidissement subit du corps, la peau étant couverte de sueurs, sont des causes positives de névrite idiopathique. M. Rigal considère le froid comme un véritable agent traumatique. La dénomination de coup de froid serait ainsi justifiée.

Weir Mitchell, Waller, ont étudié les effets de la congélation sur les fonctions des nerfs ; Eckhardt, Rosenthal, Afanasieff, ont pu suivre la marche des phénomènes consécutifs à l'action locale du froid à l'aide de l'appareil Richardson. Ils sont arrivés à la conclusion suivante :

Sur les nerfs, exaltation douloureuse dans les fonctions des fibres nerveuses sensitives, puis engourdissement de la sensibilité : sur les muscles, fonctions motrices d'abord exaltées, puis diminution très évidente.

L'influence fâcheuse du froid est rendue plus évidente encore par cette statistique d'E. Gintrac :

Sur 17 névrites, on en constate 13 du mois de novembre au mois d'avril et 4 de mai à octobre.

Les hommes y seraient plus prédisposés que les femmes. La constitution ne jouerait pas un grand rôle. Les marches excessives, les ébranlements indirects des nerfs (Duménil, Martinet, Gendrin) doivent jouer un certain rôle comme cause occasionnelle.

Quoi qu'il en soit, la cause de bien des névrites, celle de la lèpre anesthésique par exemple, nous reste absolument cachée.

Cliniquement, comment se caractérise une névrite?

Avant de répondre à cette question, nous devons bien nous pénétrer de ce fait, c'est que les symptômes ne dépendent pas seulement de la nature des nerfs atteints, mais encore de la marche du processus morbide, de la manière dont il se comporte en face de chaque élément du conducteur nerveux.

Aussi croyons-nous qu'avant d'esquisser la symptomatologie, nous devons établir des données certaines d'anatomie pathologique qui nous permettront de nous guider au milieu des observations de névrites souvent si disparates en apparence.

ANATOMIE PATHOLOGIQUE

Avant d'étudier les différentes formes de névrite, il est bon, ce nous semble, de savoir bien comment se comportent, après la section ou l'irritation d'un nerf mixte, chacun de ses éléments anatomiques.

Les notions les plus récentes sur cette question sont

dues à Ranvier[1]. Elles sont admirablement exposées par M. J. Renaut dans l'article *Nerf* du *Dictionnaire des sciences médicales*. Nous y avons largement puisé.

Fontana (1775), Jean Müller, Longet (1841), notèrent les premiers la perte des propriétés conductrices des nerfs sectionnés.

Mais c'est à Waller (1852) qu'on doit d'avoir établi l'existence de la dégénération du segment périphérique et de sa régénération au bout d'un certain temps. Depuis, cette question a été l'objet d'importantes études de la part des auteurs suivants : Remak, Schiff, Vulpian, Ranvier, Neumann Eichhorst, Engelmann et, dans ces derniers temps, Lichtheim.

Voyons maintenant quelles altérations anatomiques on rencontre à la suite de la section transversale d'un sciatique de lapin. Une heure après la section, on constate, après avoir plongé les deux bouts du nerf dans une solution d'acide osmique à un ou deux pour cent, qu'au niveau de la section, la myéline présente un gonflement et de l'opacité ; une partie s'est échappée du tube ouvert pour se répandre entre les deux segments. Elle revêt alors la forme de fils et de boules. Les vaisseaux divisés par la section ont laissé échapper des globules rouges, on constate également la présence de nombreuses cellules lymphatiques qui proviennent du sang, du tissu périsfasciculaire et du tissu intrafasciculaire. Ces cellules se chargent de gouttelettes de myéline mise en liberté par la section des tubes nerveux.

Vingt-quatre heures après la section, il se produit déjà

[1] *Histologie du système nerveux.*

des altérations du côté du tube nerveux. Les noyaux des segments interannulaires sont légèrement hypertrophiés, leur nucléole est bien marqué, le protaplasma qui les entoure est plus abondant ; il se continue avec les cellules qui doublent la membrane de Schwann et est devenu apparent sur toute la longeur du segment.

Cette couche est d'épaisseur variable et donne au tube nerveux un aspect moniliforme. Cinquante heures après, les noyaux des segments interannulaires contiennent des nucléoles plus grands et mieux marqués. Le protoplasma enveloppant interrompt sur quelques points complètement la myéline, qui forme des blocs isolés. Le filament axile central subit lui-même la même action de la part de la masse protoplasmique. Vers la fin du troisième jour, il est coupé et sectionné en tronçons d'inégales longueurs. Dans certains points, il est énorme, élargi, tortueux, parce qu'en se rompant il est revenu sur lui-même comme un fil élastique qui s'élargirait en se rétractant.

Vers le quatrième jour après la section, les tubes à myéline sont profondément modifiés, les segments interannulaires qui les composent n'ont plus un noyau unique ; le nucléole du noyau s'est étranglé en bissac ou en biscuit, les deux nucléoles se séparent, le noyau s'étrangle et se divise à son tour ; chacun des nouveaux noyaux s'entoure de protoplasme et se répand comme une masse granuleuse qui remplit la gaîne de Schwann. Au bout de peu de temps, grâce à leurs mouvements amiboïdes, ils se dispersent dans le protoplasme sur toute la longueur du segment. Ces noyaux se colorent bien par le picro-carminate d'ammoniaque.

A ce moment, la gaîne de Schwann a l'aspect d'un

tube moniliforme rempli de myéline à l'état de poussière ou de boules de plus en plus rares dispersées au milieu d'un protoplasme granuleux. Ce dernier se raréfie à son tour, les noyaux s'aplatissent et s'atrophient.

Le tissu connectif intrafasciculaire subit en même temps des modifications importantes. Les endothéliums des vaisseaux sanguins se gonflent, se creusent de vacuoles, puis paraissent semés de granulations graisseuses, ceux de la gaîne lamelleuse éprouvent des modifications analogues, mais à un moindre degré (Ranvier). Enfin les cellules connectives avoisinant les tubes nerveux en dégénération se chargent, dans les quatre ou cinq premiers jours qui suivent la section, de nombreuses gouttelettes graisseuses. Cette surcharge serait due à la résorption de la myéline fragmentée. Des expériences longuement exposées par Ranvier le prouvent amplement.

Quant au bout central, nous n'en dirons que quelques mots. Les phénomènes sont loin d'être identiques, comme l'ont avancé Neumann et Eichhorst, à ceux qu'on remarque dans le bout périphérique.

Ce qui distingue immédiatement les deux processus, c'est que dans le bout central le cylindre-axe, loin d'être étranglé, est conservé et élargi vers l'extrémité du bout sectionné. Les altérations de la myéline (fragmentation) et du protoplasme (multiplication des noyaux) ne sont pas élevées au delà du premier étranglement au-dessus de la section.

On trouve bien là des phénomènes semblables à ceux qu'on remarque dans le bout périphérique, mais l'exaltation de l'activité cellulaire n'aboutit pas à la destruction du cylindre-axe. Bien au contraire, vers le vingtième jour, le nerf commence à bourgeonner avec activité, et la régénération commence.

Instruit par ces faits expérimentaux, nous devons chercher maintenant les caractères par lesquels se traduisent, chez l'homme et les animaux, les inflammations des nerfs se produisant soit spontanément, soit à la suite de traumatismes.

Or, dans de nombreux cas, nous ne craignons pas de l'affirmer, ces caractères sont identiques à ceux que nous venons de décrire, et nous les rangeons sous le nom commun de névrite destructive aiguë, névrite parenchymateuse aiguë.

On va juger par les observations qui suivent de la valeur de notre affirmation.

Le premier cas de névrite parenchymateuse dont on puisse lire la description se trouve dans la thèse de Couyba[1]; elle est due à notre maître, M. Pierret.

Il s'agissait d'un cobaye auquel le professeur Brown-Séquard avait sectionné la moelle. Contrairement à ce qui se passe d'ordinaire en pareil cas, l'animal présenta des symptômes non douteux de myélite; les muscles des membres s'atrophièrent rapidement. A côté d'une méningo-myélite, M. Pierret put constater une névrite aiguë, caractérisée par la destruction des cylindres-axes, la tuméfaction des fibres nerveuses, l'apparition de nombreux noyaux dans l'intérieur de la gaîne de Schwann. Les muscles présentaient les caractères d'une myosite parenchymateuse.

[1] *Des troubles consécutifs aux lésions traumatiques des nerfs et de la moelle.* Paris, 1871.

Dans un travail postérieur du même auteur [1], il s'agit d'un lapin dont une vertèbre comprimait la moelle au niveau de l'origine des sciatiques. Les deux sciatiques présentaient les altérations qu'on va lire. Au niveau de la compression, la moelle était le siège d'une myélite suraiguë.

« A côté de tubes nerveux restés sains et dans lesquels les cellules intratubulaires présentent une tuméfaction légère, on trouve des tubes gonflés et d'aspect moniliforme. Les gaînes de Schwann sont absolument remplies de noyaux entourés d'une faible quantité de protoplasma; d'autres contiennent en même temps des débris de myéline, sous la forme de blocs plus ou moins gros, et des granulations graisseuses. Le cylindre-axe a disparu; les cellules de l'endonèvre sont un peu tuméfiées et quelques-unes sont remplies de granulations graisseuses. Quant au périnèvre, il ne paraît pas avoir participé beaucoup à l'inflammation. »

Enfin le premier cas de névrite parenchymateuse constaté chez l'être humain est consigné dans la thèse de Mahmoud-Mustapha.

Cette observation a trait à une vieille femme de la Salpêtrière, morte à la suite d'un mal de Pott sous-occipital. Elle éprouvait des douleurs atroces dans toute la région innervée par la branche occipitale d'Arnold. A l'autopsie, M. Pierret put constater une véritable névrite.

Ainsi, en nous appuyant sur la coexistence de la prolifération des cellules propres à chaque segment interannulaire et sur ce processus destructif de l'élément spécial

[1] *Archives de physiologie.* Pierret, p. 972, 1874.

du tube nerveux et du cylindre-axe, nous admettrons, comme Charcot le fit dans ses leçons, l'existence d'une névrite parenchymateuse aiguë dont l'altération consécutive aux sections nerveuses est le type.

Bien plus, ce n'est pas seulement sous l'influence des traumatismes qu'elle apparaît : le cas d'Eichhorst cité plus bas, nous autorise à penser qu'elle peut se montrer spontanément. Dans la description que fait cet auteur des altérations des nerfs, à côté des caractères généraux de la névrite, nous voyons mentionnées des lésions vasculaires non encore décrites dans les cas de névrite, dilatations punctiformes des artères, petits épanchements sanguins qui, au dire de l'auteur, comprimaient les cylindres-axes. Ces lésions ne sont pas classiques, il est vrai, mais nous ferons remarquer qu'elles supposent toujours une congestion inflammatoire préalable ou simultanée, qui est venue augmenter la masse sanguine locale et les chances de ruptures.

La deuxième forme de névrite se caractérise par l'inflammation en général de longue durée des lames connectives intrafasciculaires ou périfasciculaires.

C'est la névrite interstitielle dans un cas, dans l'autre la périnévrite. Il serait plus logique de réunir ces deux variétés, qui ne sont jamais isolées, sous la dénomination de névrite scléreuse.

Sur le vivant, cette forme se caractérise par la présence, sur le trajet du nerf, d'un gonflement fusiforme pouvant atteindre une longueur de 5 ou 6 centimètres (obs. VI et obs. VII) ou même davantage (cas de sciatique, Landouzy), ou bien, si l'inflammation est localisée, de nodosités en chapelet qu'on pourrait confondre avec des névromes. Dans l'observation IV nous trouvons signalées ces nodosités qui avaient acquis une dureté extrême. Mayo et Jaccoud ont vu des plaques très dures sur les méninges rachidiennes, mais nous ne sommes pas encore autorisé à les considérer comme étant de la même nature.

Histologiquement, comment se [caractérise la névrite scléreuse ?

Dans un nerf atteint de cette forme de névrite, ce qui frappe tout d'abord c'est l'hypertrophie du tissu conjonctif interfasciculaire.

Les bandes connectives sont épaissies, serrées les unes contre les autres, enveloppant les faisceaux des tubes d'une couche épaisse.

Elles pénètrent au milieu de ceux-ci et les dissocient. Les tubes sont alors uniformément disjoints, c'est-à-dire que la multiplication des bandes connectives paraît s'être faite avec une intensité égale dans tous les points du nerf.

Ce tissu connectif est transparent comme le tissu connectif adulte des autres organes, mais on peut voir sur des préparations traitées par l'acide osmique et dilacérées des faisceaux très contournés.

Les noyaux des cellules conjonctives bien colorés par le carmin sont très clair-semés et disséminés de telle façon qu'on ne les voit jamais accumulés sur un même point, mais éloignés les uns des autres par des intervalles assez réguliers.

Ce fait paraît indiquer que le processus inflammatoire a été lent; c'est ce qui permet de l'assimiler à celui des scléroses interstitielles.

Les parois des vaisseaux nourriciers participent à l'inflammation sclérotique et présentent des dimensions quatre ou cinq fois plus grandes qu'à l'état normal.

Cet épaississement porte sur toutes les couches sans exception; il en résulte que l'artère n'est plus représentée que par un orifice central rétréci et bien limité de toutes parts par un tissu conjonctif nouveau, sans qu'il soit possible de reconnaître les différences que l'on y trouve à l'état normal.

On comprend que cette forme de névrite soit rarement isolée et que les tubes nerveux finissent tôt ou tard par être comprimés, réagissent et deviennent le siége d'une névrite parenchymateuse.

Il existe en effet, très-probablement, une forme de névrite mixte primitive, analogue aux myélites mixtes primitives [1], et dans laquelle tous les éléments constituants du nerf s'enflamment à la fois.

Dans notre observation VI, la névrite scléreuse a dû seule longtemps occuper la scène, car depuis le jour où le malade accusa des douleurs jusqu'au jour où l'on constata à l'autopsie une énorme hypertrophie des nerfs plantaires, il ne s'écoula que 39 jours. Or une aussi courte durée est matériellement incapable de permettre la production d'une telle quantité de tissu fibreux adulte.

Dès que les tubes nerveux, comprimés par l'exubérance incessante de leurs enveloppes, s'enflamment, nous constaterons alors la troisième forme de névrite, que nous nommerons *névrite mixte consécutive.*

Nous avons trouvé un exemple éclatant de névrite

[1] Pierret. Note sur un cas de myélite à rechutes. (*Archives de Physiologie normale et pathologique, 1874.*)

mixte consécutive sur des pièces provenant du malade dont l'histoire est rapportée dans l'observation VI.

Les préparations microscopiques montées par M. Pierret nous ont permis de constater ce qui suit :

Au milieu d'une gaîne lamelleuse très hypertrophiée on aperçoit des tubes nerveux. Il en est peu d'absolument sains, le plus grand nombre présentent des lésions d'intensité variable. Les tubes atteints ne sont pas gonflés et présentent tous un calibre inférieur au calibre normal. Les noyaux de la gaîne de Schwann sont à peine proliférés. — La myéline est fragmentée, légèrement colorée par l'osmium et, dans un processus plus avancé, réduite à de fines granulations et comme pulvérisée..Enfin, dans le cas où le processus est arrivé au point le plus extrême, les parois de la gaîne sont accolées, et le nerf présenterait l'aspect d'un simple faisceau fibreux si, de loin en loin, quelques granulations graisseuses faisant suite à des noyaux allongés ne venaient apprendre qu'il existait autrefois un tube nerveux.

Sur une coupe perpendiculaire à l'axe du nerf plantaire on distingue fort bien toutes ces lésions.

Les tubes nerveux apparaissent sous forme de petits polygones à cinq ou six côtés. On y distingue nettement la gaîne de Schwann épaissie ; ils sont entourés par les bandes de tissu conjonctif qui les disjoignent ; leur contenu est rempli de noyaux produits de prolifération et de myéline dégénérée et réduite à des granulations fines. A la périphérie ces bandes sont très épaisses et très nombreuses et reliées à la gaine adventice du nerf formé de tissu conjonctif lâche tout infiltré de grosses cellules de graisse qui forment une enveloppe au nerf dans toute sa périphérie. Ajoutons enfin que dans le cas qui nous occupe, les lésions étaient d'autant plus accentuées qu'on se rapprochait plus de la périphérie.

Au point de vue général de la marche du processus, on pourrait donc admettre trois modalités différentes de névrite mixte qui paraissent avoir la sanction des faits. Dans la première, l'inflammation s'étendrait d'emblée aux tubes nerveux et aux enveloppes. Dans la deuxième, le tube nerveux serait primitivement atteint et l'enveloppe ne serait prise que secondairement. Enfin dans une troisième variété, la plus fréquente peut-être dans les cas de névrite spontanée, l'inflammation porterait sur les enveloppes qui, agissant par compression, étrangleraient les tubes et provoqueraient chez eux une réaction inflammatoire plus ou moins intense, mais qui dans ce cas ne serait que secondaire. En ce qui concerne la lésion du tube nerveux lui-même, quel que soit le peu d'activité apparente des lésions dans certains cas anciens, elle doit, ce nous semble, être toujours considérée comme une véritable névrite.

On vient de voir en effet que dans toutes nos descriptions nous avons attribué à l'inflammation les lésions que nous constations dans les tubes nerveux; l'épithète de névrite parenchymateuse dont nous les dénommons montre assez que pour nous le processus dégénératif aigu ou chronique est toujours un processus actif. Or, aux yeux de beaucoup d'auteurs, ces lésions ne seraient que le résultat d'un état passif, une régression pure et simple.

Nous sommes donc actuellement dans l'obligation de nous expliquer sur l'idée que nous nous faisons de la nature intime du processus dégénératif. Jaccoud[1] admet, avec beaucoup d'auteurs, une atrophie nerveuse spontanée caractérisée par une atrophie granulo-graisseuse de la myéline, une disparition du cylindre-axe sans prolifération conjonctive, véritable atrophie graisseuse par compression. C'est là l'opinion d'Augustus Waller. Pour le physiologiste anglais, l'action des centres sur les éléments anatomiques placés dans la sphère de distribution de leurs cordons nerveux serait excitatrice. Cette influence une fois supprimée par une cause quelconque (section, compression), les nerfs ne recevraient plus l'excitation nécessaire et périraient par une sorte d'inertie.

Cette opinion peut-elle être acceptée? Nous ne le croyons pas. Laissons de côté les arguments tirés de la physiologie comme peu probants, et contentons-nous de ceux que nous offre l'étude de l'anatomie pathologique expérimentale.

« Ce qui est incontestable, dit M. Renaut, c'est que vers le quatrième jour après la section, la cellule individualisée constituée par chacun des segments interannulaires est en pleine prolifération. Son protoplasme mince desséché, qui se devinait plutôt qu'il n'était réellement visible sous la gaîne de Schwann, forme une masse gonflée, trouble, granuleuse, sorte de nappe doublant d'une manière continue l'enveloppe tubulaire de la fibre nerveuse pénétrant dans les incisures et entourant le cylindre-axe. La cellule du segment est ainsi revenue de l'état différencié à l'état indifférent. Elle se montre activement, végète; sa masse s'accroît, ses noyaux prolifèrent. Elle

[1] *Clinique de la Charité*. Atrophie nerveuse progressive.

est non-seulement douée de propriétés exagérées au point de vue de la nutrilité, mais encore elle a récupéré jusqu'à un certain point la motilité..... Ainsi la cellule redevient embryonnaire ; elle s'accroît, se multiplie et devient le siège d'action mécanique dont on peut évaluer la puissance par un certain chemin parcouru... Elle redevient un élément dans lequel toutes les propriétés vitales sont diffuses, qui se nourrit, se meut activement, mais sans but ni direction particulière.

Évidemment de pareils phénomènes sont des marques d'activité organique très exagérée, nullement des signes d'affaiblissement de cette activité.

« Il semble donc, ajoute encore M. Renaut, que l'influence régulatrice du système nerveux, admise depuis longtemps par mon illustre maître Claude Bernard, soit la seule force organique en vertu de laquelle, dans un cordon nerveux, la nutrition s'opère d'une façon déterminée. C'est sous cette influence que les matériaux d'assimilation se distribuent avec régularité et proportionnalité dans les divers éléments constitutifs du segment interannulaire ; mais si l'action nerveuse fait défaut, la nutrition n'est pas réglée, la cellule proprement dite, consistant dans la masse protoplasmique et le noyau, s'accroît avec une rapidité extrême et détruit tout autour d'elle pour se nourrir, agissant pour son propre compte, c'est-à-dire n'obéissant rien qu'à sa nutrilité.

« En anatomie pathologique générale, les phénomènes que je viens de décrire sont groupés sous le nom collectif d'inflammation..... Il s'agit ici d'un processus actif. Rien n'est moins semblable à la dégénération proprement dite que la dégénération des nerfs après leur section. L'on peut dire qu'ils sont, au contraire, affectés d'une véritable névrite suraiguë et destructive. »

Mais, nous objectera-t-on, si ces faits tirés de la médecine expérimentale ne peuvent servir à corroborer l'hypothèse wallérienne, en sera-t-il de même des faits cliniques où l'on a constaté, à la suite de compression lente, une dégénérescence granulo-graisseuse, par exemple, ou des lésions atrophiques simples telles que celles décrites par nous dans la névrite mixte? Quel droit avez-vous d'affirmer un processus actif?

Pour répondre péremptoirement à cette objection, il nous faudrait au moins montrer dans les tubes nerveux les phases successives de l'inflammation. Nous ne sommes pas, il est vrai, en mesure de le faire largement; mais si l'on veut se donner la peine de réfléchir, on verra que l'observation n'a porté, dans la plupart des cas, que sur des lésions ultimes, et encore constatait-on des noyaux en plus grand nombre, et que lorsqu'on a pu examiner, comme l'a fait M. Pierret, les lésions succédant à une compression récente, ou bien celles des nerfs atteints en dernier lieu (nerf cubital, obs. Desnos et Pierret), on s'est trouvé en face d'une névrite parenchymateuse bien dûment constituée. Du reste, on sait que trente-cinq jours après une section nerveuse on ne trouve plus que des gaînes de Schwann vides, semées de rares noyaux entourés de protoplasme desséché.

Eh bien! en face de ces vestiges de l'état inflammatoire, songera-t-on à nier l'activité du processus primitif? Assurément non. Dès lors, nous ne voyons pas la possibilité d'admettre, en face d'une variété de lésions, mais qui reconnaissent un point de départ commun, la variété de nature de dégénération. Et nous dirons en terminant que, quelle que soit la violence de la cause traumatique, que le nerf soit sectionné, contusionné ou comprimé, s'il dégénère, ce sera toujours en vertu de la même loi et en parcourant toujours les mêmes phases anatomiques.

Symptomatologie. — En face de cette variété de lésions on comprend combien il est difficile d'établir avec netteté les symptômes qui dépendent de la névrite.

A moins de faire une description plus ou moins fantaisiste de la névrite en général et d'étudier d'une façon arbitraire, comme on le fait dans la plupart des auteurs, la névrite du nerf sensitif, la névrite du nerf moteur, névrites bien rares et dont il n'existe peut-être pas une seule observation bien authentique (les nerfs périphériques étant presque tous des nerfs mixtes), nous nous voyons forcé de renvoyer le lecteur à l'étude des observations du chapitre III.

Chaque variété de névrite y est représentée avec sa symptomatologie spéciale ; on ne nous saura donc pas mauvais gré d'avoir renoncé à une description didactique qui s'accorderait mal avec le petit nombre d'observations que nous possédons.

Cependant si les troubles de la sensibilité et de la motricité y sont très complets, les phénomènes relatifs aux lésions trophiques, à part l'atrophie musculaire et quelques éruptions, sont absents.

Aussi avons-nous cru indispensable de passer rapidement en revue ici ce que l'on dit de la névrite dans les ouvrages classiques.

Les troubles trophiques portent sur la peau, les muscles, les articulations et les os.

MM. Charcot, Mougeot, Weir Mitchell, L. Tripier (thèse de Reuillet), Couyba, ont étudié ces troubles trophiques dans les traumatismes des nerfs mixtes.

Dans les cas qu'à tort ou à raison on a qualifiés de névrites spontanées, ces troubles ne sont pas moins fréquents. On rencontre des éruptions vésiculeuses, bulbeuses (zona) pemphigoïdes (Charcot), eczémateuses (W. Mitchell).

Dans deux de nos observations (obs. II et VII), nous trouvons signalés des eczémas.

Dans la névrite chronique, les éruptions paraissent plus rares, on y constate cependant cette affection cutanée nommée glossy skin par les Américains, que M. Charcot rapproche de la sclérodermie et l'érythème pernio. Les sueurs s'exagèrent (obs. VII, IX), les cheveux blanchissent, les ongles tombent dans certains cas; d'autres fois les poils deviennent plus nombreux.

Weidner, Bock, Wyss, ont signalé des troubles de la cornée et de la conjonctive. Enfin M. Leudet, dans l'empoisonnement par l'oxyde de carbone où la névrite fut constatée à l'autopsie, a rencontré des éruptions vésiculeuses. Dans la lèpre anesthésique qui se caractérise par une périnévrite chronique, on trouve une éruption pemphigoïde, l'atrophie des muscles, la périostite, les nécroses, etc.

Enfin on a décrit des faux phlegmons caractérisés par un empâtement plus ou moins chronique du tissu cellulaire.

A côté de ces phénomènes, citons encore ce symptôme

assez rare: Remak a signalé une tuméfaction rouge, analogue à celle du phlegmon et remarquable par des alternatives d'augmentation et de diminution. L'autopsie révéla une névrite.

Dans l'observation V, nous trouvons signalée une déformation carpo-métacarpienne et tarso-métatarsienne avec altération osseuse.

Enfin l'atrophie musculaire plus ou moins précoce est un trouble trophique d'une importance de premier ordre, nous y avons suffisamment insisté dans le cours de ce travail pour faire autre chose que la signaler.

Mode d'évolution et variétés. — La névrite a une marche aiguë ou chronique. Dans le premier cas, la maladie dure plusieurs jours ou quelques semaines et peut se terminer par la guérison complète, c'est-à-dire par la cessation des douleurs et le retour de la fonction normale, ou par une paralysie de la sensibilité et du mouvement quand elle intéresse un nerf mixte.

La névrite chronique peut se montrer d'emblée (périnévrite et névrite mixte) ou succéder à la névrite aiguë. Sa durée est très variable et fort difficile à préciser; on l'a vue persister des mois et même des années. Elle ne disparaît jamais complètement et à la moindre impression elle se réveille et prend une forme exacerbante après des intervalles quelquefois fort longs. On conçoit bien que si les lésions sont légères ou qu'un traitement actif vienne à propos les arrêter, les tubes nerveux reprendront leurs fonctions; si, au contraire, un exsudat interstitiel ou périnévritique a comprimé pendant longtemps ces filets, leur fonction pourra cesser définitivement, produisant alors des conséquences irrémédiables.

Si l'on se rapportait à la description classique de la névrite circonscrite, on serait loin de la vérité. En effet, l'inflammation du nerf a souvent une marche irrégulière et revêt des allures inattendues. A côté de la forme circonscrite, on pourrait donc décrire une forme envahissante.

Graves paraît être le premier que ces faits peu classiques ait frappé.

Cet auteur décrivait des paralysies dont il plaçait le point de départ dans les nerfs, et qu'il nommait paralysies progressives. Il cite dans sa clinique des faits de paralysies périphériques qu'il rapproche des paralysies saturnines. Après lui Gull, Remak, rapportèrent des cas de paralysies des membres inférieurs à la suite d'accidents uro-génitaux et les attribuèrent à des névrites plus ou moins bien constatées partant des extrémités du plexus lombaire et s'étendant jusqu'à la moelle.

Kussmaul et après lui Leyden citent des cas semblables.

Leyden rapporte trois cas de paraplégie urinaire dont deux terminés par la mort, dans lesquels il trouva à l'autopsie des lésions de la myélite aiguë.

Il ne constata, il est vrai, aucune propagation par les nerfs.

Ces faits sont peu probants pour la thèse que nous soutenons ; mais outre qu'ils ont servi à combattre les paraplégies réflexes (Brown-Séquard), dont on abusait et dont on abuse encore, ils ont fait songer à la possibilité d'une propagation directe de l'inflammation par l'intermédiaire du nerf et ont provoqué dans ce sens les recherches de la médecine expérimentale.

La question fit de rapides progrès, grâce aux travaux de Tiesler, Feinberg, Klemm et Hayem. Tiesler cautérise le sciatique d'un lapin, et l'animal devient paraplégique; on trouve dans la moelle un foyer purulent au niveau des origines du sciatique.

Klemm a vu le processus inflammatoire s'étendre jusqu'à la cavité crânienne.

L'affection spinale secondaire n'a pas besoin, pour se manifester, d'une propagation continue du travail phlegmasique, voilà un fait bien acquis.

Les expériences de M. Hayem font faire un pas de plus à la question en révélant des altérations des nerfs.

Elles démontrent (*Société de Biologie*, 24 juillet 1875) que l'arrachement, la section ou la simple incision du sciatique, chez le lapin, donne lieu à une myélite intéressant surtout la substance grise et ayant de la tendance à se propager au-dessus et au-dessous du point correspondant au nerf lésé. Il se produit même quelquefois une myélite aiguë, rapidement mortelle. En irritant le nerf avec une aiguille trempée dans la nicotine, ou en l'écrasant entre deux cristaux de bromure de potassium, la phlegmasie est encore plus intense et plus étendue. Elle gagne la substance blanche. M. Hayem croit qu'elle suit les tubes nerveux et le tissu cellulaire qui les unit, et il en donne pour preuve l'altération des racines nerveuses dans lesquelles on constate des cylindres-axes tuméfiés et granuleux. Si les animaux vivent plus de deux mois, on peut constater l'atrophie musculaire, consécutive à la lésion des cornes antérieures. Cette atrophie gagne les muscles des membres antérieurs, enfin ceux dépendant des nerfs bulbaires.

Dans ces cas, l'on trouve une périméningite hémorrhagique avec une myélite centrale généralisée. Hypérémie de la substance grise et désagrégation des groupes cellulaires.

A propos de cette communication, M. Charcot cite des cas qui montrent combien les expériences sont précieuses pour éclairer la marche des lésions nerveuses : on ne peut les passer sous silence. Un homme était atteint depuis de longues années de paralysie infantile du bras gauche. Tout à coup il vit le bras droit s'affaiblir. Bientôt il eut une atrophie de ce bras et de l'épaule.

Un amputé de la cuisse gauche ressent des secousses et de l'engourdissement dans le moignon ; puis la jambe droite et la vessie sont prises de paralysie.

Weir Mitchell, de son côté, n'a-t-il pas vu la névrite siégeant dans un tronc gagner tout le plexus?

Enfin, depuis ces faits, combien sont venus les confirmer !

Duménil établit toute une série de paralysies spontanées et périphériques. Bärwinkel a rapporté plusieurs cas de névrite ascendante des nerfs péroniers, intercostaux, du plexus brachial et du nerf médian.

Gillet de Grandmont, cité dans la thèse d'agrégation de Strauss, parle d'un cas de zona compliqué de contracture. La névrite avait probablement gagné les centres, à en juger par un spasme de la glotte qui faillit mettre la vie du malade en danger.

Entraînés par ces observations, des auteurs ont reculé au delà des limites qu'autorise la saine observation des faits, le champ de la névrite.

Friedreich a fait de l'atrophie musculaire progressive une myosite compliquée de névrite gagnant les troncs et la moelle consécutivement. Curling, Rokitansky, Froriep,

Michaud, Laveran, avec plus de raison peut-être, n'ont vu dans le tétanos qu'une névrite ascendante. Elischer, ayant trouvé des points névritiques chez des choréiques dans le médian ou le sciatique, avec quelques altérations histologiques du cerveau, en a induit que la chorée devait rentrer dans cette catégorie de faits. Cette opinion est partagée par Nothnagel, Rosenbach et Hitzig.

Enfin dans l'hystérie convulsive (Holmes, Bilroth, Virchow, Dieffenbach), dans la paralysie agitante (Sabatier, Erichsen), dans l'hydrophobie (Hicks, Stokes), on a trouvé des lésions des nerfs périphériques plus ou moins accusées.

Si de tous ces faits il ne nous est pas permis de tirer des inductions, nous sommes en droit, du moins, d'enregistrer ces données précieuses :

La névrite n'est pas fatalement localisée au tronc qu'elle a frappé.

Elle peut, s'étendant dans le sens centripète ou centrifuge, gagnant les centres nerveux, y faire naître des lésions profondes, provoquer l'éclat de symptômes dangereux, et, par un mécanisme encore inexpliqué, mais qui tient sans doute à la répétition d'une action morbifique, unique sur des troncs différents, sans que la continuité de l'inflammation soit nécessaire, se porter à distance de la périphérie à un centre ou à un autre tronc nerveux.

CHAPITRE III

DE LA NÉVRITE DISSÉMINÉE

Il existe dans la science une paralysie dont la nature intime nous a jusqu'à présent échappé.

Au point de vue clinique, son début par les extrémités, sa marche essentiellement envahissante, sa rapide généralisation, l'ont fait considérer par quelques auteurs comme un type assez défini pour être rangé dans la classe des myélites.

Cependant, en présence du silence de l'anatomie pathologique, de la rapidité de l'évolution qui ne permet pas d'analyser toujours le processus morbide, de la confusion des symptômes, beaucoup d'auteurs sont restés indécis.

De là la diversité des dénominations et la difficulté qu'on rencontre dans son étude pour lui assigner une place dans le cadre nosologique.

Parcourons rapidement l'histoire de cette catégorie peu connue de paralysie.

Graves, dans ses *Cliniques* (tome I), à propos de la description d'une épidémie d'acrodynie qui régna à

Paris dans l'hiver de 1828-29, cite des cas de paralysies dans lesquelles le patient, pris de fourmillements aux extrémités, voyait bientôt la sensibilité et la motricité disparaître, puis après un temps plus ou moins long, tout le corps était insensible et inerte, la mort terminait souvent cette scène. A l'autopsie on ne trouvait rien dans la moelle ni dans le cerveau. Graves rapproche ces cas des paralysies saturnines et leur donne le nom de *Paralysie progressive.*

Dans Ollivier, d'Angers, on trouve deux observations de paralysies générales distinctes de la paralysie des aliénés et débutant par les extrémités. Ollivier les attribuait à une congestion de l'axe gris.

Sandras décrivit des cas semblables.

En 1859, Landry, dans une note de la *Gazette hebdomadaire*, publiait, sous le nom de *Paralysie extenso-progressive*, ou de *Paralysie ascendante aiguë*, dix cas, dont un très complet que nous résumons :

Il s'agissait d'un paveur rhumatisant, dont le père était mort paralysé, qui fut pris de frisson, puis de douleurs très aiguës dans la continuité des membres. Survint une fluxion de poitrine. On constata dans la maladie qui dura neuf jours, une parésie des quatre membres ; l'irritabilité musculaire et nerveuse parut conservée, les réflexes étaient éteints, la paralysie s'étendit bientôt à la langue, aux muscles inspirateurs.

Enfin, à l'autopsie, on ne trouvait rien à la moelle ni au cerveau. Quoique les nerfs périphériques n'aient pu être absolument incriminés, puisqu'on n'en négligea l'examen, Landry fut porté à leur attribuer la paralysie, car on ne constata ni eschares, ni troubles vésico-rectaux, ni rachialgie. En 1864, Bablon, puis MM. Hayem et Vulpian, publièrent des observations semblables sous le nom de *Paralysie ascendante aiguë*, nom qui avait été mis en honneur par Landry.

Duménil, de Rouen (1866), sans faire aucun rapprochement avec les cas analogues publiés avant les siens, cite dans la *Gazette hebdomadaire*, de remarquables observations d'où il tire cette conclusion, qu'il existe des paralysies généralisées qu'on doit dorénavant mettre sur le compte des névrites. Il adopte le nom de *névrite ascendante*.

Pellegrino Lévi fit de la *Paralysie ascendante aiguë*, son sujet de thèse, et M. Cornil, qui examina la moelle dans un des cas, la trouva parfaitement intacte.

Chalvet, en 1871, réunissait toutes ces observations dans une thèse qui est le meilleur travail qui existe sur ce sujet. M. Kiener en fit une longue analyse microscopique; il décrivit des lésions très légères dans les cornes antérieures; les cellules avaient un aspect jaunâtre et étaient plus transparentes que de coutume. L'axe gris était un peu congestionné.

Capozzi, de Naples, cité dans la *Revue d'Hayem* (tome II), fut témoin d'un fait que nous résumons brièvement :

Le 20 novembre 1872, un jeune homme de 20 ans rentra chez lui ivre ; il neigeait ; ses croisées étaient ouvertes. Le lendemain matin il se lève, mais ses jambes sont si faibles qu'il ne peut remonter sur son lit, et il passe toute la nuit couché sur les carreaux. Bientôt ses bras sont pris de la même parésie; la sensibilité disparaît à son tour.

Dans le cours de la maladie, qui dura sept mois, on ne

constata ni eschares ni troubles vésico-rectaux. La sensibilité et la motricité du tronc et du cou restèrent toujours intactes, amélioration rapide par les courants électriques et les bains sulfureux.

L'auteur place la cause de la paralysie en dehors de la moelle et n'accuse que les gros troncs nerveux à cause de la rapidité de l'évolution et de l'intégrité du tronc. De plus il veut faire rentrer ce fait dans les cas de paralysie de Landry. Cette manière de voir l'amènerait donc à conclure que la cause de la paralysie ascendante aiguë est dans une altération des nerfs périphériques.

Après lui, des faits de plus en plus précis et de mieux en mieux analysés nous sont fournis par MM. Jaccoud, (clinique de la Charité, 1868).

M. Jaccoud cite une observation dans laquelle il attribue la paralysie à une atrophie des nerfs produite ellemême par des plaques méningitiques. Il rapproche son fait des cas de Landry, de Graves, de Duménil et de certains cas décrits par Duchenne sous le nom de paralysie générale spinale. Il émet à propos de cette observation toute une doctrine pathologique et nomme cette affection *atrophie nerveuse progressive.*

En 1870, M. Pierret examine, pour M. Lancereaux, la moelle et les nerfs d'un malade atteint d'atrophie musculaire. Les nerfs furent trouvés très-altérés, mais la moelle parfaitement saine.

D'un autre côté, M. Joffroy et M. Pierret (1874) communiquèrent à M. Charcot chacun un cas d'atrophie musculaire avec intégrité de la moelle et lésions des faisceaux nerveux.

Présentant cliniquement avec l'observation de M. Jaccond une frappante analogie, citons l'observation de M. Clément. Sans rien préjuger de la marche de la maladie, M. Clément la nomme par analogie méningite spinale disséminée.

Pour terminer cet aperçu historique, nous ne pouvons négliger de mentionner les observations d'Eichhorst et de Desnos et Pierret.

Dans la première, décrite sous le nom de *neuritis acuta progressiva*, nous retrouvons la symptomatologie des cas de Landry. A l'autopsie on trouve une névrite aiguë généralisée et la moelle est intacte. L'examen microscopique fait par Eichorst, qui depuis longtemps s'occupe des lésions nerveuses, offre toutes les garanties qu'on peut désirer.

Enfin dans l'observation de M. Desnos, notre maître M. Pierret constate des lésions nerveuses d'âges divers dont l'étude jette une vive lumière sur tous les cas de paralysie que nous venons de passer en revue.

En présence de tous ces faits si incomplets et si disparates, notre tâche était de rechercher s'il existait des symptômes communs propres à rapprocher quelques-unes de ces observations.

Pour arriver à ce résultat nous avons dû, suivant en cela la méthode des botanistes qui, pour constituer une espèce, considèrent les caractères primordiaux de chaque individu, chercher un phénomène typique qui pût servir à extraire une formule caractéristique s'appliquant sinon à tous les cas, du moins au plus grand nombre.

Alors nous avons pensé que l'atrophie musculaire plus ou moins accompagnée de troubles de la sensibilité, devait être pour nous ce fil conducteur.

Mettons sans plus tarder sous les yeux du lecteur les observations qui démontrent cliniquement et anatomiquement l'existence de la névrite disséminée.

Observation I. (*Duménil*). — M. J..., repasseuse, 30 ans; bonne constitution, toujours bien réglée depuis l'âge de 16 ans. — Elle a eu deux enfants, plusieurs fausses couches; ni hystérie ni autre affection nerveuse; habite un appartement sain, ne met jamais les mains à l'eau, et n'a fait usage d'aucune substance capable de produire les accidents semblables à ceux qu'elle éprouve.

Elle consulte M. Duménil le 11 août 1860.

Un an environ avant, après un trajet de 4 heures dans une assez mauvaise voiture, pressée et assise seulement sur la fesse droite, elle éprouve de l'engourdissement dans la fesse d'abord, puis cet engourdissement s'étendit à toute la partie postérieure du membre droit. Douleurs continues avec redoublements par accès s'irradiant jusqu'au talon au point d'empêcher la malade d'appuyer sur cette partie en marchant. La douleur avait gagné tout le pied, et bientôt la malade ne put y faire naître un mouvement.

Insensibilité absolue à l'épingle à la plante du pied, aux faces plantaire, dorsale et latérale des orteils. La région antérieure de la jambe présente la sensibilité normale, la région postéro-externe est complètement insensible.

Dans le creux poplité il y a un peu de sensibilité sur quelques points; l'insensibilité est complète jusqu'au bord du grand fessier. Sensibilité conservée, aux faces antérieure et interne et à la moitié interne de la face postérieure de la cuisse. Le muscle pédieux se contracte un peu; tous les muscles du pied et de la jambe sont complètement immobiles.

Quelques jours après, engourdissement dans la main droite, douleurs profondes dans tout le muscle supérieur s'étendant vers le bord externe de la main.

Il n'y a pas d'amaigrissement.

Huit jours plus tard les extenseurs de la main et des doigts ainsi que les extenseurs du pouce sont complètement paralysés.

Le muscle pédieux a complètement perdu sa contractilité.

La malade ayant affirmé que le membre inférieur gauche est moins chaud que le droit, on prend la température et on tro uve

Face externe de la jambe droite.	36°
Même point à gauche.	35°
Dos du pied gauche.	30°,5
Dos du pied droit.	36°

Au mois de novembre, on constate un amaigrissement très prononcé de l'avant-bras et de la jambe; les chairs sont flasques.

A cette époque, je perdis la malade de vue jusqu'en 1864, c'est-à-dire pendant quatre ans.

A cette époque elle est dans l'état suivant : Élancements à la face plantaire du pied droit, et une pression forte sur le trajet du nerf plantaire externe est douloureuse. -- Les mouvements de la jambe se font mieux qu'au début, mais le pied est toujours paralysé.

Le membre inférieur gauche est devenu le siège des mêmes accidents que ceux qui se sont montrés du côté opposé; ils ont débuté par une douleur dans le plantaire interne.

Bientôt l'insensibilité apparaît, gagne la face plantaire sous les orteils et de tout le pied.

Sensation de chaleur pénible dans le pied.

En octobre. La flexion des orteils a complètement disparu.

A droite, l'électricité ne réveille pas une seule contraction dans les muscles de la jambe.

Les jumeaux, qui se contractent énergiquement sous l'influence de la volonté ne répondent nullement à l'électrisation directe; ils présentent ce phénomène remarquable que l'électrisation de la région antéro-externe de la jambe, où la sensibilité est très vive, provoque dans ces muscles des contractions brusques et de court durée dont on constate l'existence par les secousses que reçoit le doigt appliqué sur le tendon d'Achille. Ces contractions sont d'autant plus prononcées que la sensibilité des points sur lesquels on applique les rhéophores est plus vive. On observe d'effet semblable sur aucun des autres muscles de la jambe.

C'est évidemment un phénomène reflexe que nous avons observé à de nombreuses reprises dans la suite de l'observation.

L'électrisation du tibial postérieur derrière la malléole interne ne provoque pas de mouvements dans le pied, comme cela a lieu pour le côté gauche.

7

Du 13 au 20 octobre, l'électrisation du pied gauche fut pratiquée tous les jours pendant un quart d'heure environ. Après chaque séance la malade souffrait notablement plus dans le pied pendant deux ou trois jours, et nous avons noté une diminution graduelle et rapide. A la contractilité des muscles de cette partie, les douleurs deviennent si violentes qu'on fut obligé d'interrompre l'électrisation.

A la fin de 1864, la malade se plaint d'engourdissement à la moitié gauche de la lèvre et de la langue, et des douleurs suivies d'engourdissement dans la main gauche.

En 1865 (février). Engourdissement de l'avant-bras gauche. Anesthésie de la joue gauche et de la langue. La malade se mord souvent la langue. Œil gauche larmoyant. Vue intacte. Constipation.

En mai. Progrès notables de la maladie. Le pied gauche est complètement inerte. Les deux jambes sont très amaigries. Les deux mains sont amaigries, surtout la gauche. L'éminence thénar gauche est complètement affaissée. Le bras droit est très amaigri. Déviation des traits, qui sont tirés à droite. Déglutition des liquides quelquefois difficile. Voix faible. Respiration devient difficile.

Du 28 mai au 12 juin. Vomissements fréquents; l'insensibilité s'étend de la lèvre à la narine gauche.

Le 20, nouveau vomissement. Douleurs épigastriques, la malade perd ses urines. Bientôt la suffocation s'accentue; intelligence nette.

15 juillet. Mort par asphyxie.

Autopsie. — Muscles de la cuisse : les faisceaux primitifs on perdu leur striation transversale. Diminution de volume, plus d'apparence striée. Ils sont remplis de granulations brillantes. Sur quelques points le myolemme est complètement vide et le faisceau primitif transparent. Quelques faisceaux ont perdu leur striation transversale et n'ont plus que la striation longitudinale. La gaîne celluleuse qui entoure les nerfs sciatique poplité interne et tibial postérieur présente un piqueté rouge abondant; les troncs nerveux s'isolent facilement du tissu cellulaire ambiant. Les troncs nerveux sont atrophiés. Névrilème un peu épaissi. La surface externe des troncs nerveux ne présente pas l'aspect fasciculé blanc habituel, ils ont une teinte grise presque uniforme. L'apparence fasciculée se reconnait sur les coupes transversales; mais les faisceaux n'ont pas la couleur blanche mate ordinaire; ils sont grisâtres et un peu transparents, se confondent avec le tissu conjonctif qui les entoure.

On trouve quelques faisceaux avec une teinte brunâtre assez foncée, dans une étendue de 1 à 2 centimètres. Au microscope, tubes nerveux mélangés à une grande quantité de granulations brillantes de diverses grandeurs et de globules graisseux. On ne voit nulle part d'axe ni de substance médullaire distincts. Capillaires dilatés à parois granuleuses. Presque dans tous les nerfs on aperçoit le névrilème épaissi et rempli de myéline fragmentée.

A la région dorsale, la dure-mère qui revêt la face postérieure de la moelle a presque 1 millimètre d'épaisseur. L'anachnoïde est très épaisse et adhérente à la dure-mère.

Rien de semblable à la face antérieure; au niveau du renflement cervico-brachial, la dure-mère de la face postérieure de la moelle est notablement plus épaisse qu'à la face antérieure, mais la différence est moindre qu'à la région dorsale. Les racines des nerfs rachidiens présentent des altérations disséminées bien évidentes. A la fin de la région lombaire à côté de racines antérieures présentant tous ou presque tous les tubes sains, on en trouve d'autres où l'on rencontre un grand nombre de tubes petits, granuleux, irréguliers, inégaux. Sur quelques points les tubes nerveux sont remplacés par du tissu lamineux. Ailleurs, ils sont représentés par quelques rares grumeaux. Beaucoup de tubes nerveux sont dépourvus d'axes, ou ne présentent que des axes très petits.

Les racines antérieures présentent les mêmes altérations, elles sont même plus accentuées, elles sont petites et jaunâtres.

Moelle. — Les éléments nerveux des parties blanches sont généralement intacts ou ne présentent que des altérations légères ; dans quelques points au voisinage des parties grises des plus altérées, la substance blanche a subi des altérations notables. La substance grise est sillonnée en beaucoup de points de capillaires souvent variqueux et à parois incrustées de granulations qui leur donnent un aspect sombre; ces granulations oblitèrent le capillaire lorsqu'on pratique une coupe au milieu des éléments nerveux des corpuscules jaunâtres et des globules graisseux.

On ne trouve des cellules que dans les cornes antérieures. Beaucoup sont pâles, mal limitées, sans noyaux apparents. — Prolongements rares. Beaucoup sont petites et ratatinées. Les coupes ont été très rapprochées et à une très faible distance, les altérations sont très variables, très prononcées sur les unes, presque nulles sur les autres.

A la région lombaire dans les cordons antérieurs les éléments nerveux sont mélangés de tissu conjonctif sur le trajet des radicules des racines antérieures. Les cornes postérieures dans toute l'étendue de la moelle sont plus altérées que les cornes antérieures; les lésions sont fort disséminées.

Observation II.— Résumé (*Duménil.*) — 64 ans, menuisier. Trois mois avant son entrée à l'Hôtel-Dieu, 2 décembre 1864, courbature dans tous les membres, qui se localise au bout de quelques jours dans les pieds. Huit jours avant l'entrée, engourdissement des mains.

Quinze jours après, engourdissement du pied gauche.

A l'entrée on constate : parésie des mains, flexion des doigts très-faible. L'extension de la main est normale. Interosseux très affaiblis, abduction et extension du pouce très énergique, flexion du pied gauche sur la jambe impossible. Les orteils se fléchissent faiblement. A droite, même parésie, mais plus accentuée; mollets flasques.

Les mouvements des bras sur les épaules, des avants-bras sur les bras, des cuisses sur le bassin, des jambes sur les cuisses, s'opèrent comme à l'état normal.

La sensibilité est complètement abolie sur toute la surface des doigts (face dorsale et face palmaire), mais moins abolie à la face dorsale de la main gauche qu'à celle de la main droite. Aux avant-bras l'électricité est bien sentie; aux membres inférieurs et à gauche, sensibilité complètement abolie sur les orteils, à la région plantaire externe, etc.

A droite, la sensibilité est nulle dans toutes les parties du pied; elle est mieux conservée qu'à gauche à la région antéro-externe de la jambe.

L'exploration électrique des muscles montre que ceux des avant-bras ont conservé leur contractilité, peut-être cependant un peu affaiblie. On peut dire d'une façon générale que partout où il y a abolition du mouvement et de la sensibilité, il y a diminution ou abolition de la contractilité électrique.

Le 9 décembre, la paralysie des mains augmente et on constate celle des avant-bras et des jambes; les péroniers se prennent.

2 mars. On constate un peu d'amaigrissement qu'on avait déjà remarqué en décembre, des régions antérieures et externes des avant-bras. Les articulations des phalanges des doigts sont gonflées, un peu fléchies.

En juin, amaigrissement plus accentué dans les muscles paralysés. Sur les parties internes des avant-bras et des cuisses il s'est développé des taches de rousseur sans démangeaison ni desquamation. Éruption eczémateuse sur le poignet gauche qui s'est étendue consécutivement à la poitrine, au ventre et jusque sur les membres inférieurs. Hyperesthésie à la paume des mains. Au pied la plante des pieds s'est creusée, on a de véritables pieds creux au premier degré.

Retour du mouvement des doigts, de la main, des avant-bras. Retour des mouvements aux pieds, la sensibilité réapparaît en partie.

Traitement. -- Electricité, bains sulfureux, frictions stimulantes sur les parties paralysées.

Observation III. — *Duménil* (Résumé.) -- Blanchisseuse. *Avril 1865.* -- Douleur quand elle mettait les mains dans l'eau froide. 6 mois avant son entrée elle éprouva dans les pieds, les genoux et les bras des douleurs qui la forcèrent à garder le lit.

Ces douleurs cessèrent, mais elle continua à souffrir au côté interne de la main. Aux membres inférieurs les douleurs disparurent aussi ; mais le pied droit reste engourdi.

Au moment de son entrée elle éprouve dans toute la région innervée par le cubital des douleurs vives, picotements, élancements, etc.; puis dans le courant de mai les douleurs s'étendent au bras. La pression est douloureuse, surtout derrière l'épitrochlée, paroi antérieure de l'aisselle à travers le grand pectoral dans le creux sus-claviculaire en avant du bord antérieur du trapèze : Sensibilité abolie au côté interne du dos de la main. Pas d'amaigrissement. — Sort presque guérie.

Traitement par l'électricité (courants interrompus.) Bains sulfureux et frictions stimulantes.

Observ. IV. *(M. Clément, de Lyon*[1]*)*, — *Amyotrophie. — Douleurs lombaires. — Douleurs en ceinture. — Paralysie du sentiment et du mouvement dans les segments inférieurs des quatre membres. — Atrophie musculaire consécutive. — État stationnaire de la maladie.* — Berne (Charles), âgé de 38 ans, exerçant la profession de chapelier-approprieur à New-York, entré à l'Hôtel-Dieu de Lyon, le 4 juillet 1871, salle nº 26, service de M. Eychenne. Cet homme, à part une fièvre typhoïde en 1855, n'a jamais été malade, n'a jamais eu de rhumatisme ni de syphilis. — Il est sobre et ne se livre pas à des excès alcooliques. Dans la partie de sa profession on ne fait pas usage du plomb, ni du mercure, ni de l'arsenic; son père est mort à l'âge de 70 ans, il était amaurotique; sa mère est morte à l'âge de 45 ans, à la suite d'une hydropisie. A la nouvelle de nos désastres, Berne quitte l'Amérique et débarque en France le 16 octobre, s'enrôle dans un corps de francs-tireurs et fait la campagne jusqu'au 22 février sans éprouver d'autres maladies que de légères bronchites. La maladie remonte au 22 février. Ce jour-là il était de garde à Châlon-sur-Saône par une température assez douce, il faisait, dit-il, un beau soleil d'hiver. A la fin de la journée, il éprouve un malaise général, une douleur dans la région lombaire, s'irradiant jusqu'aux épines iliaques antérieures et supérieures avec une sensation de froid aux pieds très pénible et très persistante. Croyant n'avoir qu'un simple refroidissement, il se rend à la caserne sans le secours de personne et se couche. Pendant la nuit le mal de reins a diminué; mais il se manifeste alors des sensations douloureuses dans les membres inférieurs caractérisées surtout par des douleurs continues avec exacerbations lancinantes, fréquentes et si intenses que le malade ne peut dormir la nuit.

23 février. — Le lendemain, il marchait avec une canne, et la marche n'était rendue difficile que par la douleur qu'il éprouvait dans les extrémités.

24 février. — Les douleurs furent encore plus fortes. Elles ne dépassaient jamais les genoux et se faisaient sentir plus particulièrement dans les mollets et dans les pieds. La sensation de froid aux pieds était des plus pénibles et le malade qui avait conservé encore sa sensibilité, ne put parvenir à les réchauffer, même à la chaleur d'un four.

[1] *Lyon-médical*, 1871, p. 604.

25 février. — La marche devint plus difficile, ses jambes n'avaient point de force ; il entre alors à l'infirmerie de la caserne où il se rend soutenu par un camarade et appuyé sur un bâton.

28 février. — Vu la persistance des mêmes phénomènes, il entre à l'Hôtel-Dieu de Châlon, dans le service de M. le Dr Lagrange. Il éprouvait toujours des douleurs incessantes dans les jambes, surtout du côté droit ; les lancées revenaient toutes les minutes et lui ôtaient tout repos. Cependant les articulations n'étaient pas gonflées et les mouvements n'étaient pas douloureux. A ces phénomènes se joignaient un malaise général, de l'inappétence, de la courbature. Une dizaine de jours après le début de ces accidents, il s'aperçoit d'une diminution de la sensibilité de la jambe droite. Puis, à peu près à la même époque, il ressent une douleur dans le bas-ventre, dans la verge et dans le scrotum avec des envies fréquentes d'uriner et de la souffrance en urinant ; une nuit, il urine sans souffrir et s'aperçoit que son vase renferme une grande quantité de sang. Le lendemain il n'y a plus de sang dans les urines, mais le malade éprouve tout à coup dans le flanc droit une douleur des plus vives, naissant de l'épine iliaque antérieure et supérieure et s'irradiant dans le bas-ventre, dans la verge et le scrotum. Bientôt le même phénomène se passe dans le flanc gauche. Les douleurs furent atroces, cessèrent au bout d'un quart d'heure dans le ventre et persistèrent encore deux heures dans les organes génito-urinaires. C'est à partir de ce moment que la jambe gauche perdit la sensibilité et que les avant-bras devinrent à la fois douloureux comme les jambes et insensibles comme elles aux excitations de la peau. — L'anesthésie occupait la main droite tout entière, et dans la main gauche elle siégeait plus spécialement dans l'annulaire et l'auriculaire. Bientôt les poignets tombent, deviennent pendants et le malade ne peut les relever. Les mouvements imprimés aux jointures ne sont pas douloureux. Déjà les pieds étaient privés de mouvements et défléchis ; il était impossible au malade d'exécuter le moindre mouvement d'extension ou de flexion du pied ou des orteils. Dans les membres inférieurs, l'anesthésie siégeait surtout au côté externe de la jambe ; depuis la crête du tibia jusqu'au bord externe du péroné, et depuis la pointe du pied jusqu'au niveau de la tête du péroné. A la partie interne, la sensibilité, quoique diminuée, persiste depuis quatre ou cinq centimètres au-dessous du genou

jusqu'au-dessous de la malléole. Dans les points autres que ceux indiqués plus haut, la force et la sensibilité sont normales. Pendant les mois suivants, le malade devient extrêmement faible; il a perdu tout appétit et maigrit considérablement. Aussi ne peut-il indiquer d'une façon précise l'époque où sont apparues les atrophies que nous signalerons tout à l'heure.

Je dois noter que l'insensibilité était telle qu'il a eu les pieds brûlés par une boule d'eau chaude sans en avoir conscience.

Depuis six semaines, il a repris un peu d'appétit et d'embonpoint; il dit que la main gauche est devenue moins forte.

Actuellement le malade est très intelligent; il a conservé intacte sa mémoire et nous donne avec une grande précision les détails qui précèdent. Sa constitution paraît assez bonne, malgré un amaigrissement notable, qui semble se réparer.

En abordant le malade, on est frappé de l'attitude des membres supérieurs: les poignets sont pendants, le droit surtout; les doigts de la main droite sont fléchis sur le pouce, ceux de la main gauche le sont à un moindre degré, ou plutôt de ce côté l'annulaire et l'auriculaire étendus par leur 1re phalange sont fléchis par la 2e et la 3e. En résumé, le malade a l'attitude d'un homme frappé d'une paralysie radiale avec deux variétés de mains en griffe.

De plus, les espaces interosseux sont profondément excavés; le premier espace interosseux de la main droite semble formé par la peau seulement. Les éminences thénar et hypothénar sont presque totalement effacées. Aux avant-bras, les groupes des fléchisseurs, des extenseurs, du cubital antérieur et postérieur gauche, sont notablement diminués de volume; quant aux membres inférieurs, les jambes sont très maigres et paraissent très atrophiées comparativement au volume des cuisses; les pieds tombent comme des masses inertes; les orteils, recourbés en griffe, semblent avoir perdu toute tonicité. Les muscles de la région antérieure de la jambe ne se traduisent par aucune saillie; aussi l'espace interosseux est-t-il notablement creusé. La saillie du mollet persiste, quoique amoindrie; mais les muscles sont flasques, sans tonicité.

Il n'y a pas de contractions fibrillaires spontanées ou provoquées dans les muscles malades et dans les autres. L'examen de la colonne vertébrale ne révèle aucune déformation, et la pression exercée sur toutes les épines n'est pas douloureuse.

Il n'y a pas trace d'eschare récente au sacrum; la plaie des pieds est complètement cicatrisée ou plutôt recouverte encore en un point d'une croûte épaisse. L'épiderme est rugueux, desséché, surtout sur les pieds. La transpiration est presque nulle. Les ongles ont leur croissance normale et en 18 jours j'ai noté un agrandissement de 2mm environ.

Le malade éprouve toujours des sensations douloureuses dans les parties atteintes, engourdissements, douleurs lancinantes, et surtout de temps à autre une sensation de chaleur brûlante pendant quelques secondes. La sensibilité est normale sur tous les points du corps, excepté aux jambes et aux avant-bras. Les sensations douloureuses spontanées n'ont jamais dépassé les points indiqués plus haut. Dans les parties malades, la sensibilité à la douleur et aux températures est abolie ou diminuée. Elle est abolie complètement dans les pieds, dans la région externe des jambes, c'est-à-dire dans le domaine du nerf saphène externe et dans les branches turminales des autres nerfs. Les diverses sensibilités sont conservées, mais affaiblies, à la face interne de la jambe jusqu'au-dessous de la malléole et à la partie postérieure.

Au niveau des mollets, la pression est douloureuse ; et au début le malade ne pouvait croiser les jambes l'une sur l'autre à cause des souffrances provoquées par cette attitude.

Les pieds sont complètement insensibles aux excitations les plus violentes.

Aux membres supérieurs, l'anesthésie a été complète à la face dorsale de la main droite, complète à la face palmaire des doigts, et incomplète dans la paume de la main. Aujourd'hui la sensibilité est un peu revenue dans l'auriculaire et dans l'annulaire ; mais les nerfs collatéraux des doigts fournis par le médian et le radial sont complètement insensibles. La face dorsale du poignet est toujours anesthésiée.

A l'avant-bras droit, la sensibilité est revenue presque complète.

A gauche, paralysie de la sensibilité dans le cubital ; l'auriculaire tout entier et la moitié interne de l'annulaire ne sentent absolument rien. Le dos de la main, jusqu'aux articulations métacarpo-phalangiennes, est privé de la sensibilité. Les trois premiers doigts, la moitié externe du quatrième, ainsi que la face palmaire de la main (excepté dans le bord cubital), ont recouvré en partie le pouvoir de sentir.

Mouvements. — Le malade a conservé toute sa force musculaire comme toute sa sensibilité dans les cuisses, dans les bras et le tronc. Il est impossible de faire fléchir le bras quand il résiste, et il en est de même dans les membres inférieurs. Aussi peut-il se mouvoir avec la plus grande facilité en se soulevant sur les coudes et les genoux. Les mouvements de supination et de pronation s'exécutent, mais ils sont plus faibles à gauche. Les mouvements de tension et de flexion des doigts dans la main gauche sont revenus depuis quelques jours. Le malade cependant a grand peine à soulever un verre avec la main gauche, les mouvements des doigts sont nuls à droite. Dans les membres inférieurs, le malade tend et fléchit la jambe sur la cuisse avec la plus grande facilité, mais les muscles qui font mouvoir le pied sur la jambe n'ont plus de mouvements volontaires.

Les muscles des diverses régions où siègent les anesthésies sont plus ou moins atrophiés, mais presque tous sont atteints ; seuls le long supinateur et le rond pronateur semblent avoir conservé un volume satisfaisant ; mais la masse des fléchisseurs et des extenseurs communs est considérablement diminuée, et l'on voit un méplat au lieu d'une saillie. Les éminences thénar et hypothénar sont atrophiées. Les espaces interosseux sont exscavés. Le premier semble formé par la peau seulement. A la jambe tous les muscles de la région antérieure et externe ont à peu près disparu et laissent une dépression notable. Les mollets sont flasques, pendants ; sur aucun point on ne sent une contraction volontaire. Les muscles sont aussi fortement atrophiés. Ces muscles ne sont plus excitables par l'électricité, et au début, seuls les longs supinateurs répondent avec une certaine force à l'excitation électrique. Le courant induit a été porté sur chacun des muscles ou bien nous avons placé un pôle sur le trajet du nerf et l'autre sur le muscle étudié. Dans ce dernier cas la douleur siégeait seulement au point où l'éponge était appliquée sur le nerf ; une seule fois nous avons appliqué l'électro-puncture sans plus de succès. Dans ce dernier cas, nous avons trouvé une sensibilité assez vive en certains points. Excepté dans quelques muscles de l'avant-bras, le rond pronateur et le long supinateur par exemple, la sensibilité électro-musculaire paraît affaiblie très notablement et même abolie dans plusieurs muscles. Dans la région antéro-externe de la jambe, la sensibilité et la contractilité électrique sont complètement abolies, Dans les mollets on réveille par la pression des douleurs assez vives, mais le courant ne produit aucune contraction et aucune douleur.

Les mouvements réflexes sont abolis dans les jambes, mais en excitant la peau des cuisses on fait naître des mouvements dans le scrotum. Enfin, pas de contractures fibrillaires, ni sous l'influence des excitations ni spontanément dans aucun muscle du corps. Depuis quelques semaines, l'état général s'est amélioré et le malade prétend que les mouvements deviennent plus faciles dans la main gauche. Mais depuis trois semaines que je l'observe, les progrès sont peu notables, cependant ils me paraissent réels. Il n'a pas actuellement de troubles des organes génito-urinaires, il n'a jamais eu de selles involontaires; tendance à la constipation ; jamais à aucune époque de sa maladie il n'a éprouvé de symptômes cérébraux. Pas de céphalalgie ni de vertige. Je dois signaler que dans l'avant-bras droit en étudiant les nerfs, j'ai trouvé sur le trajet du cubital comme un chapelet de nodosités roulant sous le doigt. En excitant ces petites tumeurs on détermine des douleurs très vives dans le petit doigt, semblables à celles que j'ai produites en excitant le nerf dans la gouttière olécrânienne.

A côté de cette observation, nous mentionnerons la clinique de M. Jaccoud (Charité, 1868) sur l'atrophie nerveuse progressive, et nous serions tenté de faire rentrer ce fait dans le cadre de la névrite disséminée. Telle n'est pas l'opinion de M. Jaccoud, qui considère dans ce cas l'atrophie nerveuse comme symptomatique de la compression par les exsudats méningitiques.

Or, nous ne sommes pas du tout convaincu que la forme de méningite décrite par M. Jaccoud puisse produire de pareils accidents du côté des nerfs périphériques. Souvent, en effet, l'arachnitis chronique est parfaitement inoffensive, et, pour admettre la compression des nerfs, il faudrait que l'exsudat eût pénétré jusqu'au trou de conjugaison ou que les racines eussent été comprimées directement.

Au point de vue clinique, il nous semble également difficile d'admettre que les deux médians, par exemple, fussent frappés en même temps que les deux sciatiques poplités.

La brusquerie de l'invasion, le début par les extrémités, la succession des phénomènes s'accorderont bien mieux, ce nous semble, de l'hypothèse d'une névrite avec complication médullaire que d'une méningite primitive ayant engendré la compression nerveuse. Cependant comme le fait prête à la discussion, nous aimons mieux le répéter en attendant que l'on soit mieux édifié sur l'histoire de l'arachnitis.

Citons encore ce fait observé dans le service de Guéneau de Mussy, à l'Hôtel-Dieu, et résumé dans la 11e leçon sur le système nerveux de M. Vulpian. (Publié par Labadie-Lagrave, sous le nom de *Paralysie ascendante aiguë.)*

Il s'agissait d'un jeune homme de 18 ans, entré le 12 décembre 1868, qui, dix jours avant son entrée s'était exposé au froid et avait ressenti des élancements douloureux dans les genoux, avec difficulté de la marche. Ce malade, à la suite de deux bains sulfureux, fut amélioré ; mais après un troisième bain se montrèrent des fourmillements dans les orteils et de l'engourdissement des pieds. Les mouvements étaient pénibles, douloureux ; bientôt il y eut impossibilité de se mouvoir. On ne trouvait ni crampes ni douleur consécutive. Le 6 janvier, les membres inférieurs ne pouvaient plus exécuter aucun mouvement. Il y avait de l'hyperesthésie cutanée et musculaire. A ce moment, la région rachidienne était douloureuse au niveau de l'émergence des nerfs lombaires. La contractilité électrique était presque abolie. Il commençait à y avoir des fourmillements dans les doigts. Les jours suivants, la paralysie devient de plus en plus évidente dans les membres supérieurs, puis survient de la gêne pour respirer. Un peu plus tard il y a de la paresse des sphincters de l'anus et de la vessie ; plus tard il y a de la rétention d'urine. Le 13 janvier, l'état du malade est devenu très grave ; le pouls est faible et fréquent, la respiration s'embarrasse de plus en plus, il y a de la dysphagie, les mouvements communiqués aux membres sont très douloureux. Le 20 janvier, l'asphyxie par paralysie des muscles respirateurs est imminente. Le 21 janvier on constate une légère amélioration d'une courte durée ; de nouveaux accès de dyspnée reparaissent plus menaçants que jamais ; on croit à une mort prochaine. Après deux autres jours d'un état aussi grave, une amélioration réelle se manifeste. Le 2 février, les membres supérieurs peuvent exécuter quelques mouvements. Le 10 février, les membres inférieurs récupèrent une partie de leurs mouvements. On constate une atrophie notable des muscles des membres inférieurs et de ceux des membres supérieurs. Le malade se lève le 4 mars et marche pendant 3 heures. Les membres recouvrent peu à peu leur volume, et le 9 avril il n'y a plus traces de la maladie. En face de ce cas M. Vulpian afirme la méningite envahissante, diagnostic qu'il nous est difficile d'accepter. Nous inclinons à penser que les nerfs périphériques ont dû être plus particulièrement atteints.

Sans vouloir nous attacher à une discussion en règle, qu'il nous suffise de faire remarquer le contraste frappant du peu de gravité des symptômes médullaires, de leur rapide disparition avec l'intensité des phénomènes musculaires dystrophiques, phénomènes qu'une lésion passagère de la moelle ou des méninges est incapable d'expliquer.

OBSERVATION V. — *Lancereaux. (Atlas. Observ. 286.) — Adipose interstitielle avec atrophie de la plupart des muscles extenseurs du tronc et des membres ; pieds-bots — altérations des extrémités des nerfs sans lésion appréciable de la moelle épinière.* — B,,.. âgé de 26 ans, vannier, né à Maligny (Yonne), est d'une taille et d'une constitution moyennes ; il prétend s'être bien porté dans sa jeunesse. — Le 12 mai 1865 un violent coup de tonnerre lui cause une frayeur des plus vives ; huit jours plus tard, il est pris d'une fièvre qui dure environ quinze jours, et peu de temps après il s'aperçoit d'une diminution des forces, d'abord dans la jambe gauche, puis dans le bras du même côté. Cette faiblesse musculaire progresse peu à peu, pendant environ six mois et s'arrête. En même temps les membres du côté droit perdent de leur énergie de contraction ; mais comme l'affaiblissement y est beaucoup moindre que du côté opposé, le malade le remarque peu. Ce trouble survient sans la moindre douleur soit dans les membres affaiblis, soit dans les régions du cou et du dos ; toutefois, en 1866, l'articulation tibio-tarsienne du pied gauche se tuméfie et on y fait une application de raies de feu dont les traces subsistent toujours. Depuis lors cette articulation, qui n'a jamais été douloureuse, s'est déviée de façon à donner lieu à un pied *varus équin*. Une déformation analogue s'est produite peu de temps après dans le pied droit, et le malade, éprouvant une grande gêne dans la marche, s'est vu dans la nécessité de prendre des béquilles ; de plus, sa jambe gauche ne pouvant que difficilement lui servir, il s'est décidé à porter une jambe de bois. Dans ces conditions, il pouvait sortir et continuer l'exercice de sa profession. Le 15 novembre 1869, il n'eut pas la précaution de se couvrir et se refroidit en sortant de la cave où il travaillait ; un mois plus tard, il commençait à maigrir, avait de la fièvre qui l'obligeait à quitter ses travaux et à garder le lit. Après avoir épuisé une partie de ses ressources, il se décida à venir à l'hôpital, et le 19 janvier 1870 je le recevais à la Charité dans le service de M. Pelletan, que je remplaçais alors. Amaigri, un peu grêle, le malade s'est présenté lui-même à la consultation et a pu monter avec sa jambe de bois et ses béquilles l'escalier de la salle située au premier étage. Ses bras et ses jambes, plus grêles que ne le comporte la maigreur qu'il a subies sont manifestement atrophiés. Les muscles pectoraux, amincis, ne font aucun relief sous la clavicule. Les doigts de la main gauche ne sont ni fléchis ni étendus volontairement, et ils sont difficilement écartés. La flexion du poignet est possible, mais son extension n'a lieu qu'à l'aide d'un mécanisme particulier, et n'est pas sans difficultés; l'avant-bras conserve ses mouvements sur le bras, mais ceux-ci sont assez faibles pour ne pouvoir vaincre une résistance même peu considérable. Les mouvements du membre supérieur droit présentent les mêmes phénomènes à un moindre degré, ce qui ne surprend pas, puisque les masses musculaires y sont moins atrophiées. Les mouvements des jambes sont également modifiés; dans le lit le malade a de la peine à soulever ses pieds et surtout à leur imprimer des mouvements d'extension. La contractilité électro-musculaire des extenseurs est à peu près totalement abolie. Un certain nombre d'articulations sont le siège de difformités qui offrent le plus grand intérêt. Les deux pieds sont atteints de la déformation connue sous la dénomination de *varus équin*. Les articulations des genoux et coxo-fémorales sont normales. Le dos de la main et le poignet sont tuméfiés à gauche, et ce dernier se trouve légèrement déformé. La voix est rauque, en partie éteinte, la percussion donne lieu à de la submatité dans les deux fosses sus-épineuses; la tonalité est élevée sous les clavicules, où l'on entend des râles muqueux plus ou moins gros; les mêmes râles existent en arrière, mais ils sont moins abondants. Dépérissement progressif, fièvre. (Vésicatoires volants entre les deux épaules). Le 9 février la nuit est mauvaise, il y a une diarrhée abondante que le diascordium combat. Le 13, accès de fièvre et dyspnée vers le soir (60 centig. de sulfate de quinine); le 15, faiblesse plus grande, traits altérés, voix presque éteinte, souffle caverneux dans la fosse sus-épineuse droite, absence presque complète de murmure vésiculaire dans la moitié inférieure gauche, langue rouge, fièvre = 96 pulsations. — Le 17, diarrhée, sécheresse de la langue, grande faiblesse. Mort le 19.

Autopsie. — Absence d'œdème; cicatrice blanche sur le prépuce et au niveau du frein. Les méninges sont normales; le cerveau est ferme, non altéré ; les barbes du calamus scriptorius sont beaucoup plus petites d'un côté que de l'autre ; examinée à l'œil nu, la moelle ne présente aucune modification appréciable ; quelquelques-unes des racines antérieures paraissent un peu amincies. Les ganglions du grand sympathique sont presque tous examinés à l'œil nu ; quelques-uns sont vus au microscope et ne présentent pas d'altération. Les tubes nerveux qui se rendent aux muscles altérés présentent un état de dégénérescence granuleuse avancée (fig. 4), mais cette altération disparaît au fur et à mesure qu'on examine des troncs nerveux plus rapprochés du centre médullaire. Au bras gauche, le deltoïde et le triceps sont atrophiés ; à l'avant-bras, le long supinateur, les radiaux, l'extenseur commun, les extenseurs propres et les abducteurs du pouce sont pâles, décolorés, grêles ou réduits à l'état de minces bandelettes. Le moins altéré de tous est l'extenseur commun des doigts, et cependant nous savons la difficulté qu'éprouvait le malade à exécuter des mouvements d'extension de ce côté. A droite, les mêmes muscles sont altérés, mais à un degré un peu moindre, principalement le deltoïde, le long supinateur et les radiaux. Les articulations radio-carpiennes et huméro-cubitales ont leurs surfaces articulaires tout à fait intactes. Les grands pectoraux sont réduits, surtout à gauche, à de véritables lamelles jaunâtres. Les petits pectoraux sont intacts. Les muscles biceps coraco-brachial et radial antérieur sont normaux de chaque côté ; il en est de même des fléchisseurs des avant-bras et des muscles de la main. — Les intercostaux, grands dentelés, prévertébraux, diaphragmatique, ne sont pas altérés. Les muscles psoas iliaques et ceux de la paroi antérieure du ventre ne présentent aucune modification. Toute la masse sacro-lombaire se fait remarquer par une teinte analogue à celle du foie gras ; elle est peu atrophiée ; le grand dorsal l'est un peu plus. Les muscles fessiers peu épais et graisseux, ont une coloration presque normale. Les triceps cruraux revêtent, au contraire, une coloration jaunâtre, du moins dans leur plus grande étendue ; le vaste interne et surtout le vaste externe sont totalement décolorés. Ces muscles tranchent nettement avec le couturier et le tenseur du fascia lata, qui sont normaux. Les grand et moyen adducteurs commencent à s'altérer ; le petit adducteur et le pectiné sont restés intacts. Les biceps fémoraux, droits internes, demi-tendineux et demi-membraneux, sont à peu près normaux. Leur altération, peu différente des deux côtés, est seulement un peu marquée à gauche. Aux jambes la différence des lésions musculaires est à peu près symétrique. Le jambier antérieur est rouge, ferme, normal ; l'extenseur propre du pouce et l'extenseur commun sont décolorés, aplatis et atrophiés. Les péroniers latéraux, peu diminués de volume, sont complètement décolorés et jaunes ; les soléaires sont atrophiés et décolorés. La partie externe du jumeau droit conserve seule une teinte presque normale. Les muscles de la région profonde des jambes sont simplement un peu pâles ; les poplités sont intacts. Aux pieds, les muscles pédieux sont décolorés et atrophiés, le pédieux gauche un peu moins que le droit ; des différents faisceaux de ces muscles, celui du gros orteil est le mieux conservé. Les lombricaux sont peu modifiés, et les muscles de la région plantaire sont sains. Les pieds ont été examinés en commun avec mon ami le Dr Lannelongue, chirurgien des hôpitaux. Leur pointe, déviée en dedans, est en même temps recourbée en bas, de sorte que les orteils fléchis forment avec le talon une voûte à concavité inférieure et interne. Il n'est pas nécessaire de faire remarquer que cette attitude est l'effet de l'altération de certains groupes de muscles par rapport à d'autres groupes qui ont conservé leur intégrité. Le siège de la déviation se trouve dans l'articulation astragalo-scaphoïdienne bien plus que dans l'articulation tibio-astragalienne ; les surfaces articulaires sont tout à fait intactes, et l'astragalienne seule est le siège d'une déformation qui contraste avec l'état normal.

Cet astragale se fait remarquer par une diminution de consistance, par une augmentation de son volume accrue d'une véritable déformation. La grande facilité avec laquelle il se laisse trancher ou pénétrer avec le scalpel est l'indice de la moindre consistance : son volume est partout augmenté, mais plus particulièrement au niveau du col. Les modifications de forme portent à la fois sur les surfaces articulaires et sur les points non articulaires. La rigole du col, qui normalement réunit la tête au corps de l'astragale, n'existe plus, et il se produit à ce niveau une augmentation ou une nouvelle formation de tissu osseux. Le diamètre antéro-postérieur de la face articulaire supérieure a diminué de près d'une demi-longueur.

Le poumon droit, qui est libre dans une grande étendue, est aussi le moins altéré. Au niveau de son bord antérieur, emphysémateux et congestionné sa base, cet organe a son lobe supérieur affecté de petites excavations, et ses lobes moyen et inférieur parsemés de points lenticulaires de pneumonie caséeuse et de taches pigmentaires. Le poumon gauche est creusé de cavités à son sommet, et dans le reste de son étendue il est semé de foyers miliaires et lenticulaires de pneumonie caséeuse dont quelques-uns commencent à se ramollir à leur centre. L'une des cordes vocales est ulcérée. Le péricarde contient un peu de sérosité transparente. Le cœur, affecté de dégénérescence graisseuse, renferme un coagulum mou et fibrineux; ses valvules sont intactes, à l'exception de l'une des valvules aortiques, qui est le siège d'un état criblé.

Le foie est épais, semé de points violets et jaunâtres, en voie d'altération graisseuse; le pancréas est induré. Les reins ne sont pas altérés; l'estomac est normal; plusieurs ulcérations occupent les plaques de Peyer. La moelle, examinée ultérieurement par M. Pierret, a été trouvée absolument saine.

OBS. VI. (*Desnos* et *Pierret*). — Provost, Jean-Charles, âgé de 56 ans, profession brossier, entré le 4 janvier 1877 à la Pitié. — Pas d'antécédents héréditaires, pas de maladies antérieures, pas de rhumatismes, habitudes alcooliques anciennes abandonnées depuis une dizaine d'années.

Le malade ne sait pas préciser le début de son affection, qu'il présente depuis 5 ou 6 mois environ; il se plaint de palpitations, d'étouffements dans la marche, il s'essouffle rapidement. Ces symptômes ont augmenté peu à peu; l'état général est devenu mauvais et le malade, obligé de cesser son travail par suite d'œdème des membres inférieurs, entre à l'hôpital.

État actuel. Malade amaigri, faible, fatigué. Le respiration est un peu rapide.

Il ne tousse pas et les poumons ne présentent rien d'anormal.

Les fonctions du cœur sont un peu irrégulières, cependant sans intermittences; à la pointe, le premier bruit est remplacé par un souffle très net se prolongeant dans le petit silence et irradiant vers l'aisselle.

Le pouls est petit et dépressible; le ventricule gauche, légèrement hypertrophié (insuffisance mitrale). Le ventre est plat et souple, mais il y a de l'œdème des deux membres inférieurs, surtout marqué aux jambes et autour des valvules. Pas de douleurs. L'appétit est faible et les digestions lentes. Pas de fièvre. Sous l'influence du repos et d'un traitement par la digitale, les symptômes ne tardent pas à s'amender, l'œdème des jambes diminue.

20 janvier. L'œdème a disparu, le bruit de souffle est beaucoup moins intense ; mais l'état général reste précaire et l'amaigrissement fait des progrès. Le malade est toujours très faible.

15 février. Depuis quelques jours le malade se plaint de douleurs à la région vésicale : la miction est difficile et exaspère les douleurs.

L'urine est normale comme quantité; mais elle est rougeâtre, fortement ammoniacale; elle ne contient ni pus, ni sucre, ni albumine. L'œdème paraît de temps en temps autour des malléoles L'affaiblissement augmente chaque jour.

24. — Depuis plusieurs jours, le malade se plaint de douleurs très vives, exclusivement localisées aux deux pieds, ce sont des fourmillements très pénibles accompagnés de douleurs térébrantes dans le tarse et le métatarse. Il s'en plaint amèrement et prétend qu'elles l'empêchent de dormir. (Frictions avec le baume tranquille et enveloppement avec de la ouate.) Les troubles de la miction ont disparu spontanément.

27. — Les douleurs sont toujours très vives et limitées aux pieds ; il s'y joint une sensation d'engourdissement sans troubles de la sensibilité. Les muscles sont atrophiés. Pas d'oblitération artérielle, les battements sont nettement perçus à droite et à gauche sur la fémorale, la tibiale postérieure et la pédieuse.

1er mars. — Les douleurs n'ont changé ni de caractère ni d'intensité. En faisant lever le malade on constate une parésie très marquée des membres inférieurs : il traîne les jambes, surtout la droite et ne peut se tenir debout sans appui. Pas de mouvements incoordonnés. Dans le lit, les pieds sont toujours étendus sans effort sur la jambe, les muscles de la jambe paraissent très profondément atteints.

5. — Toujours les mêmes douleurs aux membres inférieurs. Diminution de la sensibilité. Tous ces symptômes restent limités aux pieds et aux régions malléolaires. Depuis deux jours, il accuse des douleurs de même nature dans la paume de la main du côté gauche. Impossibilité d'écarter l'un de l'autre le petit doigt et l'annulaire; anesthésie du petit doigt, du bord cubital de la main et du tiers inférieur de l'avant-bras. Rien de semblable dans la main droite.

14. — Aux pieds et à la main gauche, les douleurs sont toujours aussi vives : les troubles fonctionnels sont les mêmes. Dans la journée d'hier, le malade a eu des troubles de la vue : sans cause appréciable la vision s'est subitement abolie, complètement dans les deux yeux. Le phénomène s'est reproduit trois fois dans l'espace d'une heure, il a duré chaque fois deux ou trois minutes et la vue est restée un peu trouble pendant une partie de la soirée. Ce matin, tout est rentré dans l'ordre et les yeux ne présentent pas de lésion appréciable.

15. — La faiblesse et l'atrophie générale font des progrès rapides; l'état général est mauvais, les douleurs toujours intolérables.

18. — Vers midi, le malade a un éblouissement passager, et bientôt sans autre phénomène il s'aperçoit qu'il est paralysé des quatre membres. A la visite du soir on le trouve dans la résolution la plus complète, avec anesthésie générale, sauf à la tête et au cou ; aphonie, respiration pénible et presque exclusivement diaphragmatique. Pas de douleur sur le trajet de la colonne vertébrale (il n'y en a jamais eu). Rien de nouveau du côté des poumons et du côté du cœur, où le souffle a presque disparu. L'intelligence est nette, la déglutition normale. Trois ventouses sèches aux membres inférieurs et le long du rachis.

19. — Même état que la veille au soir, plus de douleurs. La respiration s'embarrasse de plus en plus et le malade succombe sans avoir présenté de nouveaux phénomènes.

AUTOPSIE. — Autopsie faite le 21 à neuf heures du matin, par M. Pierret. Le cerveau et la moelle ne présentent aucune lésion appréciable à l'œil nu. Les ganglions rachidiens de la région cervicale et dorsale supérieure sont hypertrophiés. Les ganglions cervicaux du grand sympathique ont plus que doublé de volume et sont un peu jaunâtres. Le nerf tibial postérieur au niveau de sa bifurcation inférieure et le cubital gauche, enlevés sur une étendue de 10 à 12 centimètres, sont très hypertrophiés : leur volume égale presque celui du petit doigt. Les muscles sont atrophiés dans toutes les régions, ils sont très décolorés, un peu jaunes.

Le cœur est légèrement hypertrophié (ventricule gauche). La valvule mitrale est insuffisante, légèrement racornie sur son bord libre. L'aorte, les poumons, le foie, la rate, les reins, ne présentent rien de spécial à noter. Quelques petites granulations blanchâtres sur la plèvre pariétale gauche au niveau des corps vertébraux (P. Berdinet.)

L'examen microscopique pratiqué ultérieurement par M. Pierret ne découvre rien dans les méninges spinales. Dans l'axe gris, on trouve quelques cellules un peu granuleuses et dont le noyau est excentrique. Quant au nerfs périphériques, ils présentent des altérations qui ont servi de type à notre description de périnévrite et de névrite. Les ganglions rachidiens sont sains, leur hypertrophie, comme cela se voit souvent, est congénitale.

Observ. VII (*M. L. Tripier*). — M. P... âgé de 41 ans, exerçant la profession de commis-voyageur. Il y a un an, sans cause connue, douleur dans le bras droit et les deux membres inférieurs. C'était la face antérieure et la face postérieure de la jambe droite particulièrement qui offraient le plus de sensibilité (comme lieu d'élection, le malade désigne le pli du coude et le creux du jarret) les douleurs, d'abord sourdes, vont bientôt en augmentant, et alors elles se manifestent sous forme d'éclairs. Insomnie pendant plusieurs jours. Rien du côté des organes des sens. L'intelligence est restée toujours nette. Il était à Nancy à cette époque; on lui donna de l'iodure de potassium à haute dose; pas d'amélioration. Alors il se rend à Reims, où le même traitement est institué. Comme son état ne changeait pas, il se décide à aller à Paris et entre à la maison municipale de santé, où le médecin, au dire du malade, aurait cru devoir insister sur le même traitement. Il ne nous a pas été possible de savoir si dans cette circonstance on avait employé en même temps le mercure. Toujours est-il qu'au bout d'un mois il ne s'était encore manifesté aucun changement notable. Le malade maigrissait, perdait ses forces; en même temps il lui semblait que sa main et son pied, surtout la première, se paralysaient. Lorsque je le vis pour la première fois, ce malade avait une teinte terreuse, il était fortement amaigri et sa voix altérée. En outre, il boitait en marchant et soutenait son bras droit étendu le long du corps, comme quelqu'un qui cherche à éviter toute espèce de mouvement. Le membre supérieur droit était bien moins développé que le membre supérieur gauche; de plus il y avait manifestement de l'atrophie, particulièrement des muscles de l'éminence thénar. Du côté de l'avant-bras ce phénomène était moins marqué; cependant à la place des saillies et des dépressions qu'on trouve à la partie antéro-supérieure, on ne voyait plus qu'un vaste méplat partant du tiers inférieur jusqu'au pli du coude. Je songeai immédiatement à une lésion portant sur le nerf médian. Du reste, les pressions sur le trajet de ce nerf le long du bras étaient très douloureuses, mais particulièrement au côté interne du tendon du biceps. De plus à ce niveau il paraissait plus volumineux que celui du membre opposé; cependant rien du côté des parties voisines, rien dans l'aisselle, la base du cou et la partie supérieure du dos. Les pointes d'un compas ne sont pas perçues sur la face antérieure des trois premiers doigts et la partie interne du quatrième à 3 centimètres de distance; toutefois les piqûres sont plus vivement senties que du côté opposé. La température paraît un peu plus considérable dans la main malade; enfin les parties douloureuses sont toujours couvertes de sueur. Pour ce qui est de la sensibilité musculaire, elle est très affaiblie au niveau des muscles innervés par le médian; elle est à peu près nulle pour les muscles de l'éminence thénar. Du côté du membre inférieur on trouve des phénomènes à peu près analogues, mais moins nets. Les douleurs portent sur le saphène poplité et le saphène tibial. Rien non plus du côté des parties voisines. On passe également en revue les parties supérieures, mais on ne note aucune particularité pouvant expliquer les phénomènes d'irritation et peut être d'influence active, car dans notre pensée il s'agissait d'une névrite, mais nous avions de grandes propensions à mettre son point de départ dans la moelle et ses enveloppes, et d'après ce qui a été dit, l'idée de syphilis se présentait naturellement à notre esprit. Cependant le malade n'avait jamais eu de chancre, et bien qu'il portât des boutons sur les lèvres et derrière les oreilles, des maux de gorge, il n'y avait rien là de bien caractéristique, et dans tous les cas on n'en trouvait plus les traces; jamais de croûtes dans les cheveux, pas de taches sur le tronc et les membres. Son père, il est vrai, au dire des médecins, était mort d'accidents syphilitiques. Pour toutes ces circonstances, je parlai d'instituer un traitement mixte, mais le malade s'y refusa d'une façon formelle. Force fut bien de mettre en avant le rhumatisme ou l'herpétisme, et comme je lui expliquais à quel point de vue j'allais me placer, il me dit que les boutons avaient été regardés comme de l'herpès; on avait même parlé d'eczéma. Quoi qu'il en soit, je prescrivis l'usage de la liqueur de Fowler à doses progressivement croissantes, et en quinze jours, je prescrivis de 10 à 25 gouttes par jour; je conseillai également une pommade avec la vératrine et des douches sulfureuses aussi chaudes qu'il pourrait les supporter. Au bout de quelques jours amoindrissement notable dans les douleurs. Après un mois, le malade ne se plaignait plus que de son pied et de sa main, la sensibilité à ce niveau s'était considérablement améliorée (il sentait les deux pointes à une distance de 15mm). Enfin, les mouvements revenaient d'eux-mêmes comme par enchantement; les nuits étaient meilleures, il mangeait avec appétit et les forces revenaient de jour en jour. Au bout de deux mois, il était complètement guéri ; la sensibilité était aussi nette à droite qu'à gauche; seuls les mouvements étaient moins souples, mais il ne ressentait absolument plus de douleurs.

Obs. VIII. (*M. L. Tripier*, résumé).— Barthélemy Thévenon, âgé de 68 ans, né à Craponne (Haute-Loire) et domicilié à Lyon, entre au mois de septembre 1868 dans la salle des opérés (n° 8), service de M. Ollivier.

Ce malade raconte qu'en 1831, ayant très chaud, il se lava les pieds avec de l'eau très froide. Deux jours après, douleurs très vives, comparables à celles qui seraient produites par un fer rouge, dans la malléole externe droite avec irradiation suivant le bord externe du pied et la face externe de la jambe.

Phénomènes analogues mais beaucoup moins marqués du côté gauche. Pendant un mois ces douleurs se firent sentir dix ou douze fois en vingt-quatre heures. Elles étaient notablement plus intenses la nuit que le jour. A partir de deux mois, elles cessèrent d'être quotidiennes et ne reparurent qu'à des intervalles très irréguliers. Les changements de température et particulièrement le froid humide semblaient en provoquer le retour.

Depuis le mois de juillet 1867, le malade n'est pas resté un seul jour sans éprouver quelques accès. Enfin depuis deux mois, non-seulement ils sont plus fréquents, mais ils ont beaucoup augmenté d'intensité.

L'état général laissait singulièrement à désirer, le malade avoue le premier qu'il a abusé des boissons alcooliques. La face est vultueuse, comme boursouflée ; hypertrophie du cœur. Pas de bruits annonçant le catarrhe et l'emphysème. Depuis quelques jours le malade tousse davantage. Absence de fièvre, mais appétit notablement diminué. Malaise mal défini ; sommeil fréquemment interrompu.

Enfin les douleurs n'étant calmées par aucun des moyens ordinairement employés, injections sous-cutanées, substances narcotiques et préparations spasmodiques à l'intérieur, M. Ollier se décide à pratiquer la névrotomie.

Les douleurs paraissent occuper le saphène externe ; on coupa le nerf au niveau du tiers supérieur de la jambe. On remit au soir la résection du bout périphérique, et pour retrouver plus facilement ce dernier, on passe à quelques millimètres de son extrémité un fil qui est maintenu sur les téguments au moyen d'une bandelette de diachylon.

Tout d'abord atténuation marquée des douleurs, mais lorsqu'on le revoit dans l'après-midi, le malade paraît souffrir presque autant qu'avant l'opération. Vers les quatre heures (six heures environ après l'opération, lorsqu'on revient, il souffre beaucoup, mais c'est surtout son oppression qui est très vive.

Cependant on décolle la petite bandelette de diachylon et à l'aide du fil on tire doucement par l'extrémité du bout périphérique qui est parfaitement isolé de quatre centimètres. Avec une pince à mors plat, on pince l'extrémité sans produire de tiraillement, immédiatement le malade accuse de la douleur, accepte une seconde fois l'expérience, et alors il se produit un mouvement de flexion du pied sur la jambe avec redoublements très douloureux. On resèque environ 3 centimètres et demi du bout périphérique.

M. Léon Tripier examine cette portion de nerf au microscope ; il trouve le tissu conjonctif sclérosé ; atrophie d'un très grand nombre de tubes nerveux.

Ce malade est mort quarante-huit heures après avec des signes d'asphyxie. Il n'a pas été possible de faire l'autopsie.

Obs. IX. (*Eichhorst, Neuritis acuta progressiva.*)—En juillet 1875, entra à la clinique de Frerichs une vieille femme âgée de soixante-six ans, qui paraissait souffrir depuis peu de jours

Revue d'Hayem, 1877.

d'une fièvre intermittente quotidienne. Le sulfate de quinine produisit de bons effets.

Quoique la malade eût constamment gardé le lit, elle fut prise un beau jour d'une paralysie complète du nerf péronier superficiel gauche. Cette paralysie débuta par des douleurs violentes, profondes, térébrantes, et s'accompagna de fourmillements, de sensation, de froid et de sueurs profuses sur le dos du pied et au mollet gauche. La sensibilité était considérablement diminuée dans la région où se distribue le nerf malade; elle disparut en quelques heures. L'action de l'électricité fut essayée quatre heures après le début de ces phénomènes. L'excitabilité des muscles parut à peine diminuée, mais, dès le lendemain, le courant induit ne produisit pas la moindre contraction.

Après que la malade fut restée une semaine environ dans cet état, apparut avec le même cortège de symptômes une paralysie du N. péronier profond G. Le jour auparavant, la température était devenue fébrile. Trois jours plus tard, le nerf tibial postérieur était atteint à son tour. A partir de ce moment apparut, dans l'espace de dix jours, toute une série de paralysie de nerfs périphériques, qui eurent pour effet d'enlever la motilité de toutes les extrémités.

Quarante-huit heures avant la mort, survint subitement une cécité complète. La respiration devint irrégulière, la malade perdit sa connaissance et mourut avec une température de 39°8.

A l'autopsie, on trouve diverses altérations des viscères en rapport avec l'âge de la malade. Un examen complet du cerveau et de la moelle fait constater l'intégrité parfaite de ces organes; il est spécialement noté que les groupes de cellules des cornes antérieures n'ont subi aucune altération.

Eichhorst, qui s'occupe depuis assez longtemps de recherches sur les nerfs périphériques, profita de l'occasion pour examiner un certain nombre de troncs nerveux, nerf radial cubital médian des deux côtés; il constata une altération de ces nerfs qui aurait pu facilement passer inaperçue.

A l'œil nu, coloration rouge intense à la surface.

A la section, le tissu cellulaire interstitiel présente la même coloration. La couleur blanche nacrée du tissu nerveux normal est remplacée par une teinte sale gris rougeâtre.

Au microscope, congestion énorme des vaisseaux du périnèvre, ses parois vasculaires sont épaisses et possèdent un brillant inaccoutumé; noyaux multipliés.

Autour des vaisseaux, accumulation de cellules lymphoïdes et cellules granuleuses. Le tissu interstitiel a pris part au processus. Les fibrilles sont gonflées et brillantes, les cellules sont granuleuses et présentent une prolifération de noyaux.

Les mêmes altérations existent dans l'endonèvre; les vaisseaux énormément dilatés ont cédé à la pression sanguine, et il s'est produit de petits foyers hémorrhagiques dont l'effet le plus saillant est de comprimer les faisceaux nerveux. Sous l'influence de cette compression, les fibres nerveuses sont profondément altérées, surtout celles qui sont plus immédiatement en rapport avec ces foyers miliaires. Elles présentent l'image des fibres nerveuses dégénérées.

Maintenant s'il nous est permis de tirer de cet exposé des dix observations que nous venons de mettre sous les yeux du lecteur (voir plus bas la 10e observation au chapitre Traitement), nous établirons qu'il existe une classe de paralysie que l'on doit attribuer à une inflammation disséminée des nerfs périphériques et qui présente cette réunion de symptômes propres aux névrites.

Au point de vue de la motricité :

Perte plus ou moins complète des mouvements volontaires (9 fois). Perte de la contractilité électrique (6 fois); des mouvements réflexes (2 fois).

Au point de vue de la sensibilité :

Douleur (8 fois). Accompagnée de fourmillements (2 fois).

Hyperesthésie (2 fois.) Anesthésie (7 fois.)

Au point de vue des troubles trophiques :

Atrophie musculaire (7 fois). Sensation de froid (2 fois). Sueurs excessives (2 fois). Augmentation de la température locale (2 fois). Éruptions eczémateuses (2 fois). Cyanose de la peau (1 fois), cas de Müller.

Déformation des articulations (2 fois)[1].

Parmi les observations que nous avons éliminées, il en est quelques-unes qui, si elles ne présentent pas des caractères suffisants de netteté pour être rangées dans la classe des paralysies périphériques, offrent cependant avec les nôtres une frappante analogie clinique.

Résumons brièvement la symptomatologie de ces cas publiés sous le nom de paralysie ascendante aiguë (Landry, Chalvet, P. Levy, Vulpian, Capozzi, Dejérine etc.) M. Humbert Mollière, article Paralysie du dictionnaire de Jaccoud, en présente un tableau très complet.

On considère à la paralysie ascendante une forme aiguë, quelquefois même foudroyante, et une forme subaiguë.

Les observations de la première catégorie sont de beaucoup les plus nombreuses et c'est cette forme que nous avons rencontrée comme terminaison fréquente de la névrite disséminée.

Suivant Chalvet, avant de s'établir, la paralysie ascendante aiguë est précédée de prodromes assez accusés pour qu'il y ait lieu d'en tenir compte : les malades ressentent pendant plusieurs jours, quelquefois même pendant plusieurs semaines, des sensations bizarres dans les extrémités, des picotements et des fourmillements dans les doigts et dans les orteils, des douleurs crampoïdes lé-

[1] Au moment de mettre sous presse, M. Ricklin (*Gazette médic.* 7 décembre 1878) apporte à notre connaissance deux cas d'atrophie musculaire généralisée, sans lésion de la moelle, l'un observé par Lichtheim d'Iéna, l'autre par M. Debove. Ils se rapprochent sensiblement de nos observations, mais tant au point de vue clinique qu'au point de vue de l'anatomie pathologiques nous ne nous croyons pas en droit de les ranger dans le cas des névrite, disséminés. Ils appartiennent à un ordre d'atrophie musculaire encore mal défini.

gères, limitées à quelques muscles des membres ; ces sensations se sont produites dans certains cas du côté du pharynx sans aucune inflammation.

Bientôt le malade ressent de l'engourdissement et de la faiblesse dans les membres, et cette faiblesse fait bientôt place à une paralysie véritable (P. Lévy).

Dès lors tous les groupes musculaires sont envahis successivement et la paralysie est absolue. Il arrive que les deux membres ne sont pris que l'un après l'autre.

Les jambes sont plus souvent prises au début que les bras, et la paralysie du mouvement et de la sensibilité est d'autant plus marquée qu'on se rapproche davantage de l'extrémité inférieure.

A dater de ce moment, la paralysie ne s'arrête plus. Tantôt le tronc est envahi, tantôt les membres supérieurs sont frappés comme les inférieurs et le tronc respecté (Capozzi).

Bientôt les muscles du tronc et le diaphragme sont frappés, et la période d'asphyxie commence. Elle dure peu. La dyspnée devient très intense. Les bronches sont encombrées de mucosités. Les muscles du pharynx, du larynx, n'échappent pas à la paralysie.

L'asphyxie est généralement rapide. Nous ne trouvons signalées dans les auteurs ni la rachialgie ni les douleurs térébrantes et lancinantes. Jamais de douleurs de tête. Les fonctions nutritives sont parfaites, ce qui a frappé tous les observateurs. La vessie et le rectum sont indemnes, et s'ils sont atteints, ce n'est que d'une façon transitoire.

La paralysie ascendante aiguë est le plus souvent apyrétique.

La contractilité électrique a été trouvée tantôt intacte,

tantôt diminuée et même complètement abolie. L'excitabilité des nerfs a été examinée par Landry et lui a semblé conservée. Quant au sens musculaire, il disparaît à mesure que la paralysie s'accentue.

Dans des cas de Landry de Dejérine et Gœtz, la sensibilité serait intacte. D'après Chalvet, elle serait frappée parallèlement à la motricité. M. Vulpian l'a trouvée très diminuée.

Les mouvements réflexes sont abolis.

Jamais de troubles trophiques (décubitus aigu).

La forme aiguë durerait dix jours.

La forme chronique (Lévy, Labadie-Lagrave), après que la paralysie eut mis cinq à six jours pour être complète, dura de vingt-cinq jours à trois mois.

Ajoutons, en terminant, que la généralité des auteurs modernes, en face de l'absence de fièvre et de contracture, de mouvements réflexes anormaux, de l'intégrité presque constante des fonctions urinaires et en l'absence de troubles trophiques (décubitus aigu), ont repoussé l'idée d'une forme spéciale de myélite aiguë.

Du reste, l'anatomie pathologique a confirmé leur manière de voir : on n'a jamais trouvé de lésions médullaires.

Au début de cette Étude, lorsque nous réfléchissions au cas d'Eichhorst, nous étions frappé de son analogie avec la paralysie ascendante aiguë, et, sans nous dissimuler le démenti formel que pouvaient nous donner les faits mieux étudiés à l'avenir, nous étions fortement tenté d'admettre que la paralysie ascendante aiguë devait rentrer dans le cadre de la névrite disséminée et en représenter la forme suraiguë.

Cependant, en présence des négations de l'anatomie

pathologique, nous n'osions nous arrêter à cette manière de voir.

Kiener (thèse de Chalvet) avait examiné les cordons nerveux et les avait trouvé sains; Dejérine et Gœtz, dans un article des *Archives de physiologie*, de 1876, avaient bien, dans deux cas de paralysie ascendante aiguë, découvert dans les racines antérieures quelques tubes dégénérés et granuleux avec multiplication de noyaux du tissu conjonctif intertubulaire.

Mais ces altérations nous paraissaient insuffisantes pour admettre l'hypothèse d'une paralysie périphérique généralisée, lorsque, au mois de juillet 1878, M. Vulpian présenta à l'Académie des sciences, au nom de M. Dejérine, une note sur les lésions de la paralysie ascendante, et nous ramena à notre idée première. Vu son importance, nous la transcrivons intégralement.

« Nous avons eu l'occasion d'observer cliniquement deux cas de paralysie ascendante aiguë et d'en faire l'autopsie; dans ces deux cas l'examen de la moelle épinière, soit à l'état frais (après macération dans l'alcool au $\frac{1}{3}$ Ranvier), soit après durcissement dans l'acide chromique, ne nous a montré aucune espèce d'altération appréciable à nos moyens actuels d'investigation; l'examen des racines antérieures nous a montré, au contraire, que ces dernières étaient le siège d'altérations.

« Voici le procédé que nous avons employé pour l'étude des lésions des racines. Les racines antérieures ont été placées, pendant 24 heures dans une solution d'acide osmique au $\frac{1}{150}$, puis elles ont été colorées au picro-carmin et montées dans de la glycérine picro-carminée.

« L'examen a porté sur toutes les racines antérieures.

Sur chaque préparation nous avons constaté, de la façon la plus évidente, l'altération d'un certain nombre de tubes nerveux, qui présentaient les lésions de la névrite parenchymateuse, à savoir : fragmentation de la myéline en gouttes et en gouttelettes, donnant à certains tubes l'apparence moniliforme; hypergenèse du protoplasma de chaque segment interannulaire et multiplication des noyaux de la gaîne de Schwann. Sur ces tubes ainsi altérés, le cylindre-axe avait disparu. La majorité des tubes nerveux ne présentait pas d'altérations appréciables.

« Dans les différentes régions de la moelle, l'examen microscopique nous a donné les mêmes résultats. — Dans les nerfs intramusculaires des membres paralysés, nous avons trouvé aussi dans toutes nos préparations un certain nombre de tubes altérés.

« Il résulte des recherches précédentes que, dans certains cas de paralysie ascendante aiguë, dans lesquels l'examen le plus minutieux ne dénote aucune altération du côté de la moelle épinière, il existe une altération des racines antérieures. Sans vouloir généraliser tous les cas de la paralysie ascendante aiguë que nous avons observée dans nos deux autopsies, nous croyons cependant devoir attirer l'attention sur ce point. Cela nous paraît d'autant plus utile que, dans les cas antérieurs au nôtre, et dont l'examen histologique a été publié, l'examen des racines antérieures n'a pas été pratiqué suivant la méthode que nous venons d'indiquer. »

Si l'on songe maintenant que la paralysie ascendante aiguë est une terminaison fréquente de la névrite disséminée, leur rapprochement paraît encore plus légitime.

Aussi, envisageant d'un seul coup d'œil tous ces faits

décrits sous le nom de paralysies ascendantes aiguës d'une part, et ceux que nous rattachons à la névrite disséminée, il nous paraîtrait logique de constituer toute une catégorie de paralysies périphériques qui seraient rangées dans le cadre nosologique sous le titre univoque de névrite disséminée.

Alors dans ce tableau, la variété et l'inconstance des phénomènes que nous constatons s'expliqueraient par la nature des nerfs atteints, par la rapidité plus ou moins grande de l'évolution morbide, et enfin par la plus ou moins grande intensité du processus inflammatoire au niveau et autour des tubes nerveux atteints.

La forme douloureuse et anesthésique et peut-être dystrophique se montrerait dans les cas où lés filets sensitifs auraient le plus à en pâtir, la forme paralytique, lorsque les filets moteurs souffriraient davantage.

Lorsque l'évolution morbide serait très lente, on aurait ces cas de névrite avec épaississement des enveloppes nerveuses au milieu desquelles les tubes nerveux feraient complètement défaut (Obs. de Desnos et Pierret, névrite mixte). Lorsque le processus serait très aigu, on aurait affaire à la névrite parenchymateuse (Obs. d'Eichhorst).

Enfin dans la forme suraiguë on devrait placer ces cas dans lesquels la rapidité de la terminaison ne permettrait pas de constater de dégénérescence musculaire (cas de paralysie ascendante aiguë).

Nous tenons à faire observer que nous n'établissons là qu'une simple hypothèse et qu'il est sage d'attendre, pour se prononcer, de nouvelles recherches que nous serions heureux d'entreprendre.

CHAPITRE IV

DURÉE

Il y aurait lieu d'admettre, au point de vue de la marche, trois formes de névrite disséminée :

1° Une forme aiguë ayant duré trois semaines (obs. IX), mais trop rapide pour permettre à l'atrophie musculaire de se montrer cliniquement, et se terminant par la mort ;

2° Une forme subaiguë durant de six mois à un an, se terminant dans quelques cas par la guérison et restant localisée dans un point avec récupération plus ou moins complète des mouvements, mais sans assurance contre une nouvelle poussée de névrite (obs. II, III, IV, VI, X); dans d'autres cas, se terminant par la mort (obs. VI);

3° Une forme chronique, la plus commune, pouvant durer jusqu'à cinq ans (obs. I, V). C'est dans cette forme que nous pouvons ranger l'obs. VIII où la maladie, après être restée trente-six ans sans se révéler autrement que par quelques douleurs, tue le malade en quelques jours.

Étiologie. — Nous possédons trop peu d'observations pour nous permettre d'en tirer des conclusions au point de vue des causes. Cependant dans quatre observations (II, V, VII, X), l'influence directe du froid humide paraît avoir fait naître ou aggravé la névrite ; mais encore faut-il peut-être admettre une prédisposition antérieure.

Si l'on songe à la marche irrégulière de la névrite disséminée, qui naît le plus souvent sans qu'aucune cause extérieure puisse l'expliquer et frappe tantôt un nerf profond, tantôt un nerf superficiel allant du bras à la jambe sans qu'on puisse connaître le mécanisme de la propagation, il serait logique d'admettre un principe diathésique faisant naître spontanément l'inflammation névritique. Jaccoud, dans sa clinique, penche pour une affection rhumatismale. Duménil émet la même idée. Du reste dans certains cas on a pu dépister la nature herpétique (obs. VII-I), rhumatismale (obs. IIII) et observation de M. Tripier au chapitre Traitement de la névrite), et recueillir dans la réussite de la médication le bénéfice de cette idée féconde.

Cependant on ne peut nier que dans un très grand nombre de cas un individu parfaitement indemne de toute affection constitutionnelle ne puisse être frappé en pleine santé, et rien ne nous autorise à émettre l'hypothèse d'une intoxication du sang que M. Hayem serait tenté d'accepter dans certains cas de paralysie ascendante aiguë.

Quelle que soit la cause de la névrite, impression du froid ou dyscrasie constitutionnelle, le mécanisme de l'extension reste plein d'obscurité.

Est-ce par irritation partie d'un point et étendue de proche en proche ?

La découverte des fibres récurrentes (Arloing et Tripier) explique facilement la propagation des lésions d'un tronc à l'autre dans un même membre et peut nous rendre compte d'un très grand nombre de faits. Cette marche des lésions peut en outre revêtir, par rapport à la moelle, deux modalités différentes que Rokitansky a dès longtemps signalées. Tantôt la lésion de la moelle est la première en date et l'atrophie des nerfs qui partent du point altéré est un fait secondaire. Ce serait la forme descendante. Pour nous, cette névrite ne se rencontrerait dans aucun de nos cas.

Une réflexion d'Anstie confirmerait peut-être cette manière de voir (*Neuralgia and the deseases that resemble it; London*, 1871) : « Au début ou à la fin de la paralysie spinale, il se montre assez fréquemment des douleurs ressemblant à la névralgie. J'ai dans mes notes trois cas de paraplégies partiellement guéries, à la suite desquelles les malades restèrent pendant des années et pour l'un d'eux durant vingt ans (jusqu'à la mort) les victimes d'une névralgie singulièrement rebelle des deux extrémités inférieures. » Il est vrai que l'on pourrait aussi supposer l'existence de névrites ayant simulé une paraplegie de cause spinale.

Tantôt ce sont les nerfs qui sont pris les premiers et, en effet, la région spinale d'où ils émergent est atteinte par l'extension de l'altération, qui gagne de proche en proche. Dans l'obs. I de Duménil, dans les cas de Spedalsked, on en trouve des exemples. C'est la forme ascendante.

Enfin dans certains cas les lésions de la moelle et des nerfs sont contemporaines et se développent isolément. Dans ce cas, la pathogénie de la myélite nous échappe complètement; il n'y a pas de continuité dans ces deux lésions. Dans un cas de Klebs (cité par Jaccoud, *Clinique de la Charité*, 1874), les nerfs pelviens, le sciatique, le crural étaient atteints d'atrophie graisseuse, la queue de cheval et les racines postérieures et antérieures étaient saines et les cordons postérieurs furent trouvés atteints de dégénérescence grise. Virchow (*Archives*, juillet 1865) cite un cas identique.

En présence de pareils faits, nous avons préféré à l'épithète d'ascendante donnée par quelques auteurs le terme de disséminée, qui ne préjuge rien sur l'évolution de la névrite.

CHAPITRE V

DIAGNOSTIC

Nous croyons utile, au début de ce chapitre, de rappeler en quelques mots les données principales de la symptomalogie.

Début généralement rapide; il n'est par rare qu'il soit marqué par un accès fébrile de peu de durée. Alors, et c'est un bon signe du début, apparaissent les troubles de la sensibilité et, tout d'abord, douleurs violentes occupant le domaine de certains nerfs seulement; la sensibilité cutanée peut être, mais toujours en des départements spéciaux et en quelque sorte définie par la distribution des troncs atteints, pervertie, diminuée et abolie.

Les muscles innervés par les troncs atteints se paralysent d'emblée ; l'atrophie ne se montre qu'ensuite.

Le trajet des nerfs enflammés est douloureux à la pression ; les gros troncs pris à la naissance du membre, ne le sont pas encore.

Si l'évolution est très-rapide, la réaction sur la substance grise peut se produire en très peu de jours et alors donner lieu à un ensemble symptomatique peu différent de celui de la paralysie ascendante aiguë.

Si, au contraire, la maladie progresse lentement, l'absence des phénomènes centraux ajoutée à l'asymétrie de la localisation des phénomènes périphériques, vient éclairer le diagnostic. Les muscles paralysés s'atrophient par groupes ; les douleurs persistent avec leur caractère lancinant et paroxystique. Le nerf douloureux à la pression est quelquefois augmenté de volume.

Tout à coup, et sans qu'aucun phénomène spécial ait pu faire présager cette complication, la paralysie ascendante survient et une asphyxie rapide enlève le malade. Dans d'autres circonstances, l'affection locale, traitée à temps, s'arrête et guérit peu à peu.

Bien que l'atrophie musculaire ne se trouve pas dans la totalité des cas (elle manque dans l'observation d'Eichhorst), elle a pour nous une importance de premier ordre.

Dans la solution du problème diagnostic nous aurons à l'envisager tout particulièrement.

L'atrophie musculaire protopathique pourrait se confondre avec la névrite disséminée à sa période d'état.

Plusieurs symptômes leur sont communs. L'atrophie progressive commence il est vrai d'ordinaire par les muscles du tronc, mais il arrive fréquemment qu'elle débute par les extrémités. D'un autre côté il n'est pas prouvé que l'atrophie musculaire par névrite qui frappe ordinairement les membres ne puisse débuter par le tronc (atrophie des masses sacro-lombaires, cas de Lancereaux).

Cependant il existe dans les auteurs quelques signes qui devraient permettre de différencier l'atrophie deutéropathique de l'atrophie protopathique. Dans cette dernière, dit on, la gêne et l'inertie motrice est toujours proportionnelle à l'émaciation du muscle et l'on ne constate que rarement de la paralysie au début, dans la névrite la paralysie au début est la règle, et certains muscles sont inertes, quoique leur volume soit suffisant pour des contractions efficaces. Dans l'atrophie protopathique le muscle s'altère fibre par fibre et les parties non altérées conservent leur contractilité volontaire et électrique. Dans la névrite nous avons vu que le muscle tout entier est paralysé et que l'altération se produit dans toute son étendue.

Quant au tremblement fibrillaire, on sait que Duchenne, de Boulogne, ne le considère pas comme spécial à l'atrophie protopathique ; nous le trouvons mentionné dans un cas de névrite du sciatique (Landouzy) et dans l'observation de M. Clément.

La douleur le long du trajet du nerf servira souvent à distinguer les deux affections. On a bien décrit une forme douloureuse de la téphro-myélite ; mais dans ce cas la douleur est gravative, elle a plutôt le caractère d'une courbature que d'une douleur lancinante. On sait qu'elle a été attribuée dans ce cas à la méningite spinale.

Nous sommes amené, en étudiant l'atrophie musculaire, à établir un diagnostic différentiel avec toutes les lésions médullaires qui peuvent présenter l'amyotrophie deutéropathique; elles sont nombreuses:

La myélite traumatique, la paralysie générale, l'ataxie locomotrice progressive, la myélite centrale, la paralysie infantile, la myélite diffuse, la sclérose latérale amyotrophique, la spinale aiguë ou subaiguë de Duchenne, le mal de Pott, les méningites subaiguës et la pachyméningite spinale. A part ces deux dernières affections, toutes les autres maladies de la moelle pourront facilement se distinguer de la névrite disséminée. L'étude des altérations de la sensibilité sera pour nous d'un grand secours.

On sait que dans les myélites centrales le début par les douleurs est extrêmement rare ; on peut bien avoir une sensation de courbature avec douleur dorsale et douleurs articulaires plus ou moins accentuées, mais jamais le trajet des nerfs n'est douloureux ; en outre, la paralysie et l'anesthésie frappent d'ordinaire en masse les muscles des deux membres inférieurs, et lorsque l'atrophie apparaît, elle porte à peu près avec une égale intensité sur tous les muscles d'un même membre et n'a nullement le caractère de dissémination que nous avons appris à connaître dans nos cas de névrite. L'excitabilité réflexe peut être totalement éteinte dès le début, mais le plus souvent elle est exagérée ; dans la névrite disséminée, lorsqu'on l'a recherchée, on l'a toujours trouvée absente dans le système musculaire atteint.

Dans les myélites plus ou moins circonscrites, on trouve plutôt l'exagération que la perte de la contractilité musculaire (électrique ou réflexe).

Les contractures, qu'on n'a pas signalées dans un seul cas de névrite, sont très-communes ; les douleurs en ceinture, spontanées ou provoquées par la pression sur la colonne, ajoutées aux troubles vésico-rectaux persistants, aux phénomènes de décubitus aigu, enlèvent toute idée de lésion périphérique des nerfs.

Ces troubles vésico-rectaux pourront, il est vrai, se constater dans la névrite disséminée, mais ils ne sont jamais persistants, et ne sont en tout cas que secondaires et imputables à quelques lésions secondaires.

La méningite aiguë ou subaiguë avec ses douleurs rachialgiques et constrictives, avec l'exaltation de l'action excito-motrice de la moelle, les contractures, les secousses, la rigidité quelquefois très étendue des muscles, avec la paralysie envahissant la plus grande partie des muscles d'un membre, avec le siège symétrique des symptômes, éloignera bien l'idée de la névrite disséminée.

Enfin dans le même ordre d'affections il en est une avec laquelle il est très facile de confondre la névrite disséminée, je veux parler de la pachyméningite spinale hypertrophique.

Le diagnostic paraît d'autant plus difficile que des cliniciens distingués auxquels nous avons emprunté deux observations, attribuent la névrite à une simple complication, rattachant à la lésion des méninges l'ensemble symptomatique, ce qui revient à admettre une névrite par compression. Ainsi l'observation de M. Jaccoud deviendrait un des premiers cas de pachyméningite spinale.

Or il se présente ici une grave question de diagnostic. Nous avons admis que les lésions des nerfs ou de leurs enveloppes peuvent être contemporaines des lésions de la moelle ; s'il n'est pas permis d'exclure la névrite lorsqu'on rencontre les symptômes de la méningite spinale (il serait difficile de concevoir l'intégrité des nerfs traversant un exsudat inflammatoire), inversement nous ne sommes pas moins assuré que la névrite peut exister primitivement et ne se compliquer d'inflammation des méninges que dans un temps plus ou moins éloigné.

Dès lors il y a lieu de rechercher les éléments d'un diagnostic différentiel entre deux affections qui ont des caractères communs, mais qui ne sauraient être forcément subordonnées l'une à l'autre.

On comprend bien que dans le cas de méningo-myélo-névrite on aura un tableau différent de celui de la névrite pure.

Ce dernier, nous est familier, quant au premier, nous le trouvons exposé très clairement dans le mémoire de M. Joffroy (pachyméningite cervicale hypertrophique spontanée, Paris, 1873). Nous allons mettre sous les yeux du lecteur les traits les plus saillants de cette affection.

Dans cette maladie dont l'évolution est toujours très lente (c'est déjà un élément de différenciation), les symptômes appartienent à deux ordres de faits qui impriment à ce tableau clinique son cachet spécial.

C'est d'une part la compression des racines nerveuses, d'autre part la compression de la moelle elle-même.

Lorsque l'exsudat se borne à étreindre les racines, il engendre une véritable névrite par compression dont les caractères symptomatiques diffèrent peu de ceux de la névrite disséminée.

Alors le diagnostic est fort difficile, mais cependant possible. Mêmes douleurs suivant le trajet des nerfs, lancinantes et paroxystiques ; même atrophie disséminée suivant la distribution des nerfs atteints ; même impotence se montrant après les troubles sensitifs. Mais à côté de ces phénomènes communs on trouvera, dans la pachyméningite, la douleur rachidienne au point où siége la méningite presque toujours localisée, la douleur à la naissance des troncs nerveux, la symétrie des phénomènes moteurs et sensitifs, les contractures persistantes dans un groupe de muscles contrastant avec l'impotence d'un groupe voisin; de plus les symptômes se montrant avec persistance dans un même membre ou dans des membres symétriques, dans les deux bras (forme cervicale), les deux jambes (forme lombaire).

L'exsudat comprime-t-il la moelle? On aura le tableau classique de la compression médullaire, de la dégénérescence secondaire, rigidité des membres inférieurs, contractures, crampes, eschares au sacrum, troubles de la miction et de la défécation, accidents convulsifs et épilepsie spinale, etc.

En face de ces faits on ne saurait nier que la lésion des nerfs périphériques occupe une large place; on pourrait donc se laisser entraîner à l'idée d'une névrite primitive; mais qu'on cherche au delà du nerf, qu'on apprécie à leur juste valeur cette rachialgie qui éclate dès le début et ces phénomènes de compression médullaire : alors on ne devra pas méconnaître la lésion centrale primitive qui fait naître tous ces symptômes et en donne l'explication.

On n'ignore pas quels renseignements précieux procure l'examen électrique pour établir l'existence d'une paralysie périphérique tenant à une lésion nerveuse.

Benedikt, Stich, ont donné des procédés pour arriver à ce résultat.

C'est à Erb et Ziemssen qu'on doit la belle découverte connue sous le nom de Réaction dégénérative.

Mais, outre que ce sujet nous entraînerait trop loin, nous n'avons pas lieu d'en parler ici, ces connaissances toutes récentes étant ignorées au moment où l'on recueillait nos observations.

CHAPITRE VI

TRAITEMENT

Quoiqu'il ne soit pas permis de tirer d'un petit nombre de faits des conclusions absolues en faveur de tel traitement, la médication a eu dans quelques cas une influence assez démonstrative pour que nous en constations la valeur.

L'étude du traitement nous a montré qu'il y avait des indications bien différentes à remplir, suivant la cause intime de la névrite, et nous a fait entrevoir en outre la marche que devra suivre le praticien en face de tel ou tel cas.

Et d'abord établissons quelques principes qui nous paraissent devoir être sanctionnés par les faits. Sous peine de voir la névrite s'étendre ou retentir violemment sur les centres, le traitement devra être énergique et rapide; voilà un premier point. Mais en second lieu, il faudra choisir le moment de l'action et savoir attendre pour ne point produire, par un traitement intempestif, ce qu'on veut éviter. Je m'explique : personne n'hésitera dans un cas de névrite aiguë, par exemple, à repousser les douches très chaudes, les cautérisations au fer rouge, les séances prolongées d'électricité. A ce propos nous avons présent à l'esprit un cas de paralysie tenant très certainement à une névrite du plexus brachial chez un homme robuste qui, après une séance trop prolongée de courants continus, fut pris d'accidents épileptiformes très intenses, qui nous firent craindre pour sa vie. Du reste, pour se diriger, on aura un excellent guide, c'est la douleur vive qu'accusera le malade. Dans aucun cas on ne devra négliger cette précieuse indication.

De plus on ne devra tenter les moyens chirurgicaux que lorsque l'on aura vu échouer toute la série des moyens médicaux, que nous allons passer en revue.

Traitement médical. — Le but que le clinicien devra poursuivre en face d'une névrite sera d'en dépister la nature ; une fois l'indication établie, la médication coule de source.

L'impaludisme a été souvent signalé comme cause des névralgies et des névrites. Weir Mitchell a vu éclater la névralgie des moignons (qui ne serait pour cet auteur qu'une périnévrite) à la suite d'accès de fièvre intermittente. Dans notre cas d'Eichhorst, nous voyons des accès quotidiens précéder les phénomènes de névrite. Qui sait si de très fortes doses de quinine administrée avant l'éclat des accidents graves ne les eussent pas enrayés ?

La syphilis, qui n'est accusée dans aucun de nos cas, devra, vu sa fréquence dans les névrites localisées, être toujours recherchée.

La névrite disséminée est souvent le produit du rhumatisme. Dans l'observ. III, nous voyons chez une blanchisseuse qui trempait souvent ses mains dans l'eau froide le traitement par les bains sulfureux, l'électricité, les frictions stimulantes arrêter les progrès de la maladie.

Et dans un cas de M. Tripier cité dans la thèse de Cartaz, les alcalins, les douches sulfureuses très chaudes et la liqueur de Fowler, produisirent les meilleurs résultats : on avait affaire à une névrite rhumatismale.

Dans l'observ. II, la nature herpétique fut démontrée par un eczéma : les frictions stimulantes, les sulfureux paraissent avoir bien réussi.

Dans l'observ. VII, M. Tripier vit la maladie résister successivement au traitement mixte, à l'iodure employé seul, et céder rapidement, lorsqu'il reconnut l'herpétisme, au traitement suivant : douches sulfureuses et liqueur de Fowler à haute dose (vingt à vingt-cinq gouttes).

L'électricité, sous toutes ses formes, sera indiquée contre l'atrophie musculaire et nerveuse, ce qui revient à dire qu'il sera bon de l'employer dans la plupart des cas.

L'âge avancé de la névrite ne sera pas une contre-indication. M. Pierret nous a cité des cas d'atrophie musculaire remontant à des époques très éloignées, où il a obtenu des résultats assez probants pour nous encourager à ne jamais négliger ce moyen.

Nous empruntons à la thèse d'agrégation de notre ami Joseph Teissier l'intéressante observation due à Müller de Pratz, dans laquelle les courants continus ont fait merveille. Dans ce fait que nous rapprochons du cas de Lancereaux (à cause de l'absence de douleur), nous trouvons signalée une particularité qui ne se rencontre pas dans nos observations. Erb, Eulenburg, Bärwenkel, Ziemssen, ont particulièrement signalé l'importance de la manière différente dont se comporte, dans la paralysie périphérique, un muscle dégénéré en face de l'excitation du courant induit ou du courant continu. On peut dire d'une manière générale que la contractilité musculaire, sous l'influence des courants galvaniques, augmente en raison directe de la diminution de la contractilité, sous l'influence des courants faradiques, et réciproquement ; si cette dernière persiste, la contractilité galvanique diminue. C'est à cet ensemble de réactions qu'on a donné le nom de Réaction dégénérative. Elle a été constatée dans le fait qui suit :

Paralysie périphérique complète dans deux péroniers latéraux, suivie de guérison. Traitement par les courants continus. — Stoklasser (Jean), âgé de 22 ans, célibataire, ouvrier dans une fabrique de papier, toujours bien portant jusqu'à présent, sans antécédents de maladies psychiques ou nerveuses, fut reçu le 8 septembre à la 2e division médicale. Le malade déclare que depuis six semaines il ressentait une faiblesse particulière dans les deux pieds, faiblesse qui atteignait peu à peu un tel degré qu'il lui devint impossible de marcher; il ne pouvait plus soulever de terre la pointe des pieds ; il reste constamment attaché au sol par la plante des pieds. Jamais il n'avait ressenti de crampes dans les muscles du mollet. Tous les mouvements étaient possibles d'une façon normale dans l'articulation du genou et dans celle de la hanche. Il accuse de cette paralysie l'état d'humidité constante dans lequel son occupation habituelle dans le moulin à papier le force d'avoir les pieds.

Etat présent : individu vigoureux et bien développé, les organes de la poitrine et de l'abdomen sont sains. Le pied droit pend sans force ; la flexion dorsale, de même que l'abduction dans l'articulation tibio-tarsienne, sont totalement perdues. A l'état passif, chacun de ces mouvements sont possibles comme normalement. Pas de trace de contracture dans les muscles du mollet. La sensibilité est notablement diminuée dans toutes ses qualités sur les faces antérieure et externe de la jambe, de même que sur la face dorsale du pied. En même temps il existe une sensation particulière de fourmillement.

La rapidité de la perception n'a pas souffert. Tous les réflexes provenant aussi bien de la peau, que des muscles et des tendons, ont disparu dans les muscles, qui sont animés par le nerf long péronier. De même il ne se produit pas de mouvements concomitants. La peau est froide comme dans la cyanose, sans cependant présenter de lésions trophiques essentielles. Les muscles sont flasques et nous indiquent nettement une atrophie. L'extrémité inférieure gauche présente absolument les mêmes altérations, seulement un peu moins marquées. Exploration électrique. Courant d'induction de Stœrer. Avec les spirales complètement poussées les unes sur les autres (ainsi avec le courant le plus fort), les muscles restent inertes aussi bien après l'excitation directe qu'après l'excitation indirecte. Le pinceau électrique provoque à peine un léger sentiment de douleur. Courant constant. L'excitabilité du nerf est tellement diminuée, que c'est seulement avec vingt-quatre éléments qu'on observe de légères contractions. L'excitation directe des muscles révéla une diminution considérable de leur excitabilité galvanique ainsi qu'une altération qualitative de la loi des secousses. Avec vingt-deux éléments :

Anode. . . . . S. Z.
Cathode. . . . . S. Z.

Les contractions étaient lentes. On ne put obtenir aucune contraction à l'ouverture du courant, quelle que fût sa force. En résumé la dépression se montra au plus haut degré. Traitement : tous les jours galvanisation des muscles. Application pendant cinq minutes.

Le cathode fut appliqué sur les muscles de la jambe ; l'anode resta fixé sur la patella du même pied. En même temps on établit dans le conducteur métallique des alternatives voltaïques et des effets de fermeture cathodiques.

Au bout de quatre semaines on employa davantage la faradisation, après que l'excitation par le courant galvanique fut devenue sensiblement plus forte, et qu'on put aussi amener de légères contractions avec la première. L'on fit bien des excitations musculaires tant directes qu'indirectes.

Après six autres semaines, le patient put faire volontairement (à son gré), de légères flexions dorsales dans l'articulation tibio-tarsienne. Les troubles de la sensibilité avaient presque totalement disparu. Il est à remarquer que la motilité spontanée parut

Nous regrettons qu'à l'époque où l'on recueillait les observations qui font l'objet du chapitre III, ces notions n'eussent pas pénétré dans le domaine de la pratique. Cependant nous n'avons pu nous dispenser d'en parler, non pour prouver la supériorité de tel ou tel traitement, mais pour montrer que désormais dans ces cas on aura à sa disposition un moyen thérapeutique précieux.

Les procédés chirurgicaux que nous allons passer rapidement en revue n'ont pas non plus l'appui des faits ; mais si nous raisonnons par analogie nous trouverons une série de moyens d'action qui nous semblent dignes de l'attention des cliniciens.

Traitement chirurgical. — La cautérisation, soit à l'aide de pointes de feu très fines, ou simplement avec un morceau de fusain incandescent (Bouchut), soit avec des pastilles de potasse ou de la pâte de Vienne pratiquée le long du trajet, des nerfs, pourra rendre de grands services en enrayant le processus inflammatoire.

Les injections sous-cutanées de sel marin (Luton) de nitrate d'argent et de chloroforme (Besnier) devront être employées, ainsi que les vésicants.

Reste un moyen que nous croyons appelé dans ces sortes de cas à un grand avenir. Je veux parler de la névrotomie.

Brown-Séquard cite un cas dans lequel il s'agit d'une femme qui, après avoir été saignée, fut prise de douleurs très vives dans le bras et la face ainsi que de spasmes dans ces parties.

Au bout de quinze jours, on fit une incision profonde au-dessus de la cicatrice de la saignée : les douleurs et les spasmes cessèrent.

avant la motilité électrique. Après un traitement électrique de trois mois et demi, il ne fut plus possible de constater la moindre trace d'altération. Le malade put monter n'importe quel escalier sans rester accroché avec la pointe du pied. Le patient fut renvoyé guéri.

Mais si les courants continus réussissent bien, nous avons vu que dans plusieurs de nos cas on a tiré d'excellents résultats de l'emploi des courants interrompus.

Nous nous trouvons alors en face de cette importante question : à quel mode d'électrisation faut-il avoir recours ?

M. Vulpian, en vue d'élucider cette question, a traité une paralysie périphérique des deux avant-bras chez un saturnin d'un côté par la faradisation, de l'autre côté par la galvanisation. La guérison a été obtenue dans le même temps.

Le mode d'électrisation est donc à peu près indifférent pour obtenir la récupération de la contractilité musculaire, lorsque le nerf sera en partie régénéré. Mais en sera-t-il de même lorsque l'irritabilité sera en partie éteinte, en un mot, lorsque la dégénération sera intense? La plupart des auteurs, se basant justement sur la réaction dégénérative, établissent que la galvanisation aura une action plus puissante.

Quoi qu'il en soit, si l'on veut adopter une formule générale, M. Teissier fils croit qu'il est bon de s'en tenir aux règles posées par les électio-thérapeutistes allemands et qu'accepte lui-même Russel Reynols quand il écrit dans ses leçons : « Dans les cas de paralysie périphérique l'agent électrique que l'on doit employer est celui qui détermine dans les parties paralysées les réactions les plus nettes. »

Dans le remarquable article du Dictionnaire des sciences médicales [1] notre maître M. L. Tripier, rapporte à côté du fait que nous venons de citer, un très grand nombre d'observations cliniques qui légitiment pleinement l'extension qu'il fait de cette méthode.

Nous ne doutons pas que la névrite disséminée ou circonscrite ne puisse rentrer dans la catégorie des cas justiciables de la névrotomie ; du reste qu'il s'agisse de névralgies ou de névrite, les indications et les contre-indications seront les mêmes.

Les centres sont-ils intéressés, on ne sectionnera pas le nerf, car il n'y a pas dans la science un seul cas qui prouve la guérison d'une névralgie d'origine centrale, et l'on ne voit pas ce qu'on aurait à gagner à la section d'un nerf enflammé si la moelle était enveloppée d'exsudats méningitiques.

L'origine périphérique étant admise, reste à savoir sur quels nerfs il faut faire porter la section, car si un nerf est frappé dans ses fibres récurrentes, la section serait nulle ou au moins insuffisante ; c'est l'étude des points douloureux qui permet de s'orienter.

Voici ce que dit M. Tripier relativement à cette question (congrès de Nantes):

« En admettant que la pression fasse cesser celui-ci (le point douloureux), *a fortiori*, si l'on peut comprimer au-dessus, on sera en droit d'admettre que la névralgie porte à la fois sur les fibres directes et sur les fibres récurrentes, et naturellement la section devra intéresser celles-ci et celles là. Dans le cas où la douleur ne cesse

[1] Névrotomie.

pas par la pression, on peut supposer que la lésion siège soit exclusivement sur les fibres récurrentes, soit plus haut du côté des centres, et peut-être dans ceux-ci. Pour ce qui est des fibres récurrentes, on cherchera, en comprimant sur les nerfs voisins, si la douleur est atténuée ; en supposant que le résultat soit négatif, on devra songer à une lésion siégeant plus haut, voire même dans les centres. *(Gazette Hebdom.* 27 août 1875, n° 35).

Enfin ajoutons, en terminant, que la névrotomie ne devra être tentée que lorsque tous les moyens médicaux auront été démontrés impuissants.

Si l'on se décide à sectionner le nerf, M. L. Tripier nous recommande la pratique suivante : « Avant de s'engager dans une opération radicale, on devra faire porter la section sur un seul tronc et, suivant le conseil de Brown-Séquard, examiner un morceau du bout périphérique, quitte à remonter plus haut, à sectionner d'autres nerfs, voire même à retrancher plus ou moins les tissus avoisinants si on le juge nécessaire. »

FIN

LYON. — IMPRIMERIE PITRAT AINÉ, RUE GENTIL, 4.

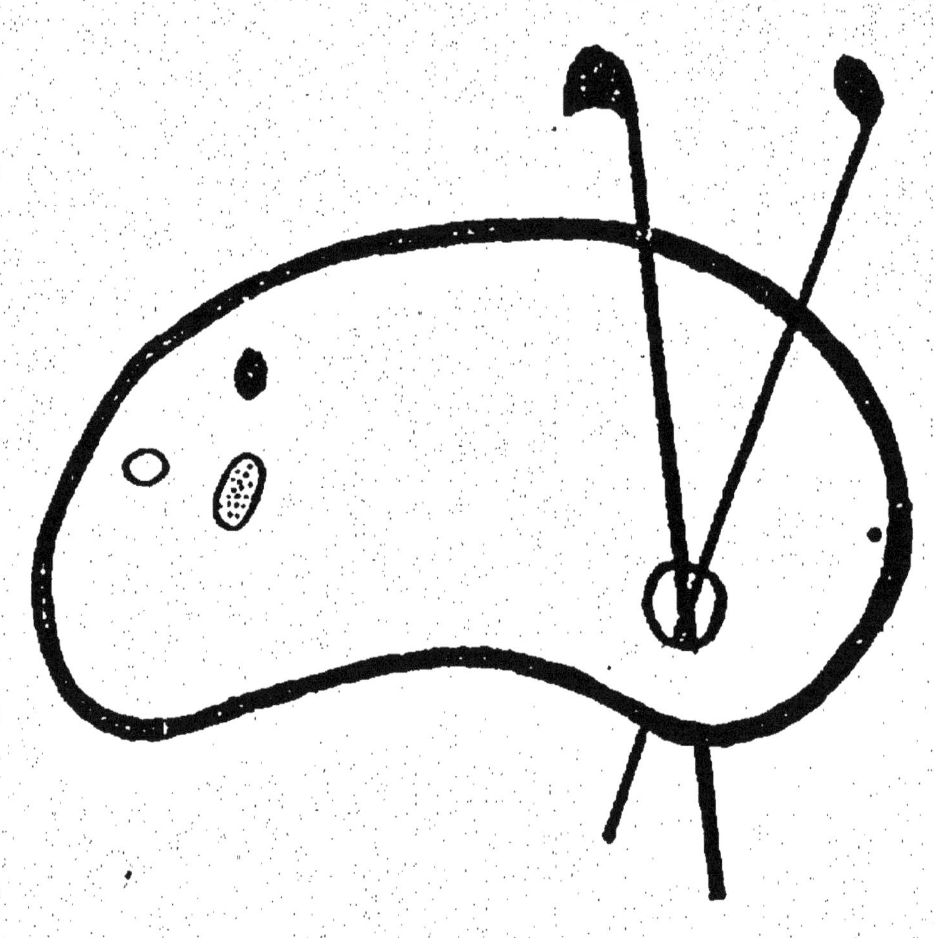

www.ingramcontent.com/pod-product-compliance
Ingram Content Group UK Ltd.
Pitfield, Milton Keynes, MK11 3LW, UK
UKHW012238240726
13966UKWH00003B/1143